Dieta para el insomnio
Autor: Adolfo Pérez Agustí

Edita: Ediciones Masters
edicionesmasters@gmail.com
www.edicionesmasters.com

Dieta para el insomnio

Introducción ¿Por qué la dieta mejora el insomnio?

Al igual que otros problemas de salud, que parecen haber cobrado fuerza durante el último siglo de nuestra civilización, el insomnio es un síntoma que puede surgir de diversas formas. Debido a esto, los grupos de población que lo manifiestan son de difícil clasificación, siendo difícil determinar por tanto un origen específico del problema para poder diagnosticarlo, así como saber con exactitud las partes del organismo que se ven afectadas por su aparición (también estos procesos pueden albergar la causa primigenia). Dentro de este análisis, existe un proceso interno que claramente influye en la progresión del insomnio, llegando a ser en algunos casos una de sus principales causas: el metabolismo. Y la manera más directa de trabajar en favor del metabolismo es a través de nuestra dieta.

¿Qué es el metabolismo? El metabolismo es un proceso continuo que comienza cuando somos concebidos y termina cuando morimos. Se trata de un proceso vital para todas las formas de vida. Nuestros cuerpos obtienen la energía que necesita de los alimentos a través del metabolismo, generando las reacciones químicas en las células del cuerpo que convierten las moléculas de los alimentos en la energía necesaria para realizar cualquier movimiento o pensamiento. Existen proteínas específicas en el organismo que se encargan del control de las reacciones químicas del metabolismo, y cada reacción química se coordina con otras funciones del cuerpo.

De hecho, miles de reacciones metabólicas ocurren al mismo tiempo para mantener las células sanas y trabajando.

Pongamos un ejemplo para entenderlo mejor: he aquí una comparación de cómo el proceso del metabolismo funciona en seres humanos respecto de las plantas. En primer lugar, una planta depende la energía de la luz solar. La planta usa esta energía junto con la clorofila (molécula que da a las plantas su color verde) para construir azúcares a partir de agua y dióxido de carbono en un proceso conocido como fotosíntesis. De igual forma, cuando las personas y los animales comen las plantas (o, si son carnívoros, al comer animales que han comido las plantas), se llevan esta energía, que junto con otros elementos vitales contribuyen a los procesos químicos del organismo. El siguiente paso del cuerpo es romper las moléculas recogidas de manera que la energía liberada puede ser distribuida entre las células del cuerpo, funcionando así a modo de combustible.

¿Y cómo determina todo este proceso nuestra calidad de sueño? Durante el sueño, el cuerpo libera hormonas, especialmente las de crecimiento y la melatonina, esta última responsable del reloj biológico, del cual se benefician los tejidos que trabajan como antioxidantes para ayudar a combatir las enfermedades. El sueño profundo también permite a las células del cuerpo aumentar y reducir la degradación de las proteínas necesarias para funcionar correctamente. Cuando hay una falta de sueño, no hay suficiente hormona del crecimiento y la melatonina debe liberarse para rejuvenecer el cuerpo y mantener el funcionamiento normal. De no ser posible, se producen dificultades para pensar y llevar a cabo tareas.

Cuando el sueño no es suficiente y reparador, el cuerpo tiene menos capacidad para realizar las funciones metabólicas básicas tales como el procesamiento y la regulación de los hidratos de carbono, así como la secreción de hormonas.

Cuando su cuerpo no recibe suficiente sueño, otras hormonas se incrementan (como la del estrés, llamada cortisol). El resultado es un aumento del apetito al no poder metabolizar los carbohidratos con normalidad. Esto lleva a altos niveles de azúcar en la sangre, lo que provoca un aumento de la insulina. El aumento de la insulina es una señal al cuerpo para almacenar la energía no utilizada en forma de grasa.

Las personas que siguen teniendo privación del sueño han aumentado las posibilidades de padecer diabetes, hipertensión, obesidad y pérdida de memoria. Básicamente, el cuerpo envejece más rápido.

A pesar de todo esto, recordemos que las causas del insomnio son muy amplias y pueden ser de origen emocional, por agotamiento, envejecimiento (en este caso no es tan perjudicial), por enfermedades, medicamentos o drogas, alergias, carencia de intimidad, ruidos o luces, temor a la oscuridad, o ambientes sofocantes. También hay insomnios rebeldes a causa de la cafeína, el té, el chocolate o los batidos con cacao. La falta de ejercicio físico, lo mismo que el exceso, también son otras causas habituales. En cualquiera de los casos es importante prestar atención a nuestra dieta, tanto para prevenir como para mejorar nuestra calidad de sueño.

Nutrientes esenciales para el sueño:

Aunque los desarrollaremos con más detalle a lo largo del libro, le servirá de ayuda en su compresión observar varias de las sustancias que influyen en el insomnio:

- Calcio y magnesio. Una deficiencia en cualquiera de ellos puede conducir al insomnio. Se recomienda añadir a su dieta verduras, avena, almendras y nueces, o considerar tomarlos en forma de suplemento.

- Triptófano. El triptófano es un producto químico que estimula la serotonina, que ayuda a dormir. Algunos alimentos ricos en triptófano incluyen pavo, pollo, atún y productos de soja, así como la leche.

- Carbohidratos complejos. Los carbohidratos complejos son relajantes y le ayudará a dormir, especialmente cuando se comen en la noche o como refrigerio nocturno. Los carbohidratos complejos incluyen granos enteros como el arroz integral o pasta. Un carbohidrato simple sería el azúcar.

- Vitaminas del complejo B. Son esenciales para el buen dormir. La levadura de cerveza contiene altas dosis de vitaminas del complejo B y puede ser rociada sobre una ensalada o con un vaso de agua antes de acostarse. También existe en forma de comprimidos o escamas secas.

CAPÍTULO 1

El problema
Definición, causas y síntomas

Fisiología y química del sueño

Existen muchos datos sobre los mecanismos del sistema nervioso central y del sistema periférico que afectan y controlan al sueño. El tronco encefálico es la parte más primitiva del cerebro y controla funciones vitales como la respiración y el latido cardiaco, siendo en este lugar del cerebro donde se localizan las zonas que controlan los dos estados del sueño. Todavía se debate la exactitud de las regiones cerebrales que están implicadas y sobre cómo actúan entre ellas, pero sí se conocen bien la función de determinados aminoácidos y neurotransmisores, entre ellos la serotonina, el triptófano y la melatonina.

Los descubrimientos más recientes demuestran que el control que ejerce el sistema nervioso sobre las funciones del organismo es diferente según si el estado es de vigilia o de sueño. Los mecanismos como la respiración, por ejemplo, la temperatura corporal y el funcionamiento de la musculatura, trabajan de manera diferente durante el sueño. El estudio de estas diferencias en el control de mecanismos vitales está siendo de gran ayuda para entender y caracterizar las alteraciones del sueño, por ejemplo, la apnea (interrupciones repetidas en la respiración o respiración que se vuelve más superficial).

La cuestión más difícil e importante sobre el sueño es conocer su función. Esta pregunta no se ha respondido del todo y existen opiniones diferentes.

Algunos científicos creen que su misión no es biológica y lo consideran un hábito, pero cuando observamos que la mayoría de las especies próximas al hombre duermen, desechamos esta conclusión. El sueño tiende a incrementarse después del ejercicio o cuando se tiene hambre u otras circunstancias en las que aumenta la demanda metabólica, comprobándose igualmente que sirve para la regeneración de los procesos mentales, en especial de facultades mentales superiores, como la fijación de la atención, los mecanismos conscientes, las habilidades cognitivas finas y las que tienen que ver con la relación social.

Las necesidades de sueño

Para el análisis de las distintas necesidades de sueño de las personas se han realizado numerosas investigaciones, como por ejemplo, el estudio de la pérdida total o parcial del sueño, o el de personas que duermen mucho (más de 9 horas) y el de aquellas que duermen poco (menos de 6 horas). Algunas personas funcionan bien con 5-6 horas de sueño nocturno, mientras que otras necesitan 10 y se sienten agotadas todo el día con menos de 8 horas. Cuando se habla sobre personas que no duermen nada o casi nada se exagera, pues todo el mundo necesita dormir al menos 4 ó 5 horas, estableciéndose como conclusión que las necesidades de sueño varían enormemente de uno a otro individuo. La mejor forma para determinar cuánto sueño se necesita es simplemente comprobar cómo nos sentimos al día siguiente.

Las únicas generalizaciones que pueden hacerse son: primero, que tanto la cantidad de sueño que se necesita como la cantidad de horas que empleamos para dormir, tienden a variar con la edad. Los bebés, por ejemplo, suelen dormir doce horas, mientras que entre los 25 y los 45 años de edad la mayoría de las personas duermen 7 horas y media.

Posteriormente, en la vejez, se necesitan 8 horas y media, aunque lo normal es que estas horas estén repartidas durante el día y al llegar a la noche muchos ancianos creen que necesitan dormir menos que años antes. También ocurre que sufren un deterioro en la calidad del sueño, no consiguen dormir con profundidad, se despiertan a menudo por la noche desvelados y esto les lleva a creer que necesitan menos horas de sueño.

En segundo lugar, parece probable estadísticamente hablando que las personas que regularmente duermen más de diez horas o menos de tres por la noche, tienden a morir jóvenes. Pero esto solamente refleja el hecho de que realmente lo que se produce es una alteración de la salud, de igual manera que ocurriría llevando otro tipo de vida desordenado.

El insomnio

Al hablar de insomnio estamos hablando de la incapacidad total o parcial para conciliar el sueño habitual. Puede considerarse insomnio igualmente despertarse a media noche y tardar mucho tiempo en conseguir de nuevo un sueño reparador (incluso no conseguirlo).

El insomnio se clasifica generalmente basándose en la duración del problema. No todos están de acuerdo en una definición, pero en general:

- – Síntomas que duran menos de una semana se clasifican como **insomnio transitorio**.
- – Síntomas entre una y tres semanas se clasifican como **insomnio a corto plazo**.
- – Si los síntomas permanecen más de tres semanas se clasifican como **insomnio crónico**.

El insomnio es un síntoma, no un diagnóstico independiente o una enfermedad. Aunque se define como la dificultad para iniciar o mantener el sueño, o la percepción de la mala calidad del sueño, no se define por tanto como un número específico de horas de sueño que uno tiene, ya que los individuos varían ampliamente en sus necesidades de sueño y en sus prácticas. Aunque la mayoría de nosotros sabemos lo que es el insomnio y cómo nos sentimos, pocos buscan ayuda médica. Muchas personas siguen sin ser conscientes de las opciones y de los médicos disponibles para tratar el insomnio.

Para poder evaluar la magnitud y las causas reales del problema es necesaria una evaluación clínica completa. Un historial exhaustivo y un examen físico son aspectos importantes de la evaluación y el tratamiento del insomnio. Se cree que la mayoría de las personas que emplean medicamentos para dormir no consiguen mejorar la calidad del sueño y sufren adicción a los medicamentos rápidamente. El profesional de la salud tratará de identificar cualquier enfermedad médica o psicológica que pueden contribuir al insomnio del paciente.

Una historia médica completa y un examen, incluyendo la detección de los **trastornos psiquiátricos y el uso de drogas y alcohol,** son de suma importancia en la evaluación de un paciente con problemas de sueño. El examen físico puede centrarse sobre todo en el corazón y el examen del pulmón, la medición del tamaño del cuello para evaluar trastornos tiroideos y la visualización de los conductos de aire nasal y oral. La historia del sueño puede ser útil en la evaluación de un paciente con insomnio. Los hábitos de horario de sueño, el dormitorio, la oportunidad y calidad del sueño, así como los síntomas diurnos, pueden proporcionar pistas útiles en la evaluación de un paciente con insomnio. También es útil la elaboración de un **diario de sueño**.

Al paciente se le pide que escriba el número de veces que se va a la cama, el tiempo que tarda en conciliar el sueño, cuánto permanece despierto en la cama y cuánto tarda en levantarse por la mañana. Se puede registrar la cantidad de ejercicio diario, el alcohol y la ingesta de cafeína así como los medicamentos. El diario va a incluir la evaluación personal del paciente sobre su estado de alerta en varios momentos del día.

No existe un número de horas normal, pues los niños necesitan más horas de sueño, mientras que los ancianos menos. Del mismo modo, dependiendo de la estación del año, del trabajo efectuado y hasta de la alimentación, necesitaremos más o menos horas de sueño. Un sueño reparador depende esencialmente de las dos-tres primeras horas; si son profundas el despertar será óptimo. El resto de las horas se emplea como restaurador muscular. Sin embargo, no siempre después de un día agotador es posible dormir profundamente, pues con frecuencia el cansancio extremo impide conciliar el sueño si no ha existido una fase de adaptación previa. Hay personas que nunca se acostarían, mientras que otras nunca se levantarían.

La mayoría de los adultos han experimentado el insomnio o la falta de sueño en un momento u otro de su vida y se estima que el 30% -50% de la población en general se ven afectados por el insomnio, y el 10% tiene insomnio crónico.
El insomnio afecta a todos los grupos de edad. Entre los adultos, el insomnio afecta a más mujeres que hombres, siendo la incidencia mayor según aumenta la edad. Suele ser más común en personas de menor nivel socio-económico, en los alcohólicos crónicos y pacientes con problemas de salud mental. El estrés provoca insomnio a corto plazo, dándose casos especialmente agudos durante un breve periodo de tiempo.

Si la situación del estrés se prolonga se hará más urgente un tratamiento eficaz contra el insomnio, de lo contrario podría volverse crónico. Algunas investigaciones han demostrado que el 30% de la población de los países más desarrollados manifestaron dificultades para conciliar el sueño durante el año anterior, y un 10% informó de problemas con el insomnio de larga duración. También parece existir una asociación entre la depresión, la ansiedad y el insomnio. Aunque la naturaleza de esta asociación se desconoce, las personas con depresión o ansiedad eran significativamente más propensas a desarrollar insomnio, quizá porque su mente permanece activa y ofuscada en las horas que preceden al sueño..

Causas fisiológicas de insomnio

Las causas fisiológicas van desde los trastornos del ritmo circadiano (alteración del reloj biológico), el desequilibrio de sueño-vigilia, a una variedad de condiciones médicas. Las siguientes son las condiciones médicas más comunes que disparan el insomnio:
- Síndromes de dolor crónico
- Síndrome de fatiga crónica
- Insuficiencia cardíaca congestiva
- El tiempo de la angina de pecho (dolor torácico) y las enfermedades del corazón
- Enfermedad de Reflujo Ácido (ERGE)
- Enfermedad pulmonar obstructiva crónica (EPOC)
- Asma nocturna
- Apnea obstructora del sueño
- Las enfermedades degenerativas, como la enfermedad de Parkinson y la enfermedad de Alzheimer.
- Los tumores cerebrales, accidentes cerebro-vasculares o traumatismos en el cerebro

Apnea del sueño

Éste es un factor que necesita de una atención especial, puesto que afecta de la misma manera al paciente y a los que duermen a su alrededor. Un paciente con insomnio puede presentar ronquidos crónicos y un aumento de peso reciente. Estos síntomas pueden dirigir el tratamiento sobre la posibilidad de una apnea del sueño.

La apnea del sueño es el nombre de una enfermedad común caracterizada por la interrupción de la respiración durante el sueño. Esta interrupción de la respiración provoca niveles de oxígeno en la sangre anormales, lo que ocasiona fatiga, así como trastornos cardiovasculares, cognitivos y emocionales. La enfermedad es más común en los hombres, los afroamericanos, los hispanos, y los isleños del Pacífico que en otros grupos. Además, al menos una de cada 10 personas mayores de 65 años tiene apnea del sueño.

La apnea del sueño se produce debido a dos causas:

- La obstrucción de las vías respiratorias
- Señales irregulares en el cerebro.

Por lo general, las personas que desarrollan apnea del sueño sufren de una relajación de los tejidos blandos en la parte posterior de la garganta que impide el paso de aire, resultando en **apnea obstructora del sueño**. Por otro lado, la **apnea central del sueño** es causada por irregularidades en las señales normales del cerebro para respirar.

Los signos y síntomas de la apnea del sueño pueden durar indefinidamente, o ir y venir constantemente.

El curso de la enfermedad varía entre los individuos. Algunas personas con apnea del sueño no tienen síntomas, mientras que otros pueden tener serios problemas con el sueño, la disminución de los niveles de oxígeno en la sangre (hipoxia), dificultad para concentrarse, irritabilidad y fatiga. Afortunadamente, la apnea del sueño puede ser tratada con éxito con los cambios de estilo de vida, dispositivos de respiración, y, en casos severos, la cirugía.

Grupos de alto riesgo para el insomnio

- Viajeros
- Desplazamiento de trabajadores con el cambio frecuente de su lugar y modo de trabajo
- Personas de la tercera edad
- Adolescentes o adultos jóvenes estudiantes
- Mujeres embarazadas
- Mujeres durante la menopausia
- Personas que usan drogas de forma abusiva
- Alcohólicos

Medicamentos relacionados con el insomnio

Ciertos medicamentos también han sido asociados con el insomnio. Entre ellos se encuentran:

- Recetas para el resfriado y el asma. Estos medicamentos pueden contener estimulantes y por lo tanto producen efectos alteración en el ritmo de sueño.

- Algunos medicamentos utilizados para tratar el exceso de presión arterial

- Algunos medicamentos utilizados para tratar la depresión, la ansiedad y la esquizofrenia.

Otras causas del insomnio

– Estimulantes comunes asociados con la falta de sueño incluyen la cafeína y la nicotina. Usted debe considerar no sólo la restricción del consumo de cafeína y la nicotina en las horas inmediatamente antes de acostarse, sino también limitar su ingesta diaria total. El café, en las personas sensibles, puede ocasionar insomnio pertinaz si se ingiere después del mediodía.
– Las personas a menudo usan el alcohol para ayudar a inducir el sueño. Sin embargo, es una mala elección. El alcohol se asocia con la interrupción del sueño y crea una sensación de no haber dormido lo suficiente, lo que en parte es cierto. El despertar es muy desagradable.
– Un compañero de cama perjudicial: con movimientos fuertes o ronquidos.

Escala de somnolencia de Epworth

La escala de somnolencia de Epworth es un cuestionario validado que se pueden utilizar para evaluar la somnolencia diurna e igualmente puede ser útil para evaluar el insomnio. Se trata de medir cuál sería la probabilidad de sufrir una repentina sensación sueño o de quedarse dormido en cada una de las siguientes situaciones. Utilice la siguiente escala para escoger el número más adecuado en cada situación:

0 -Nunca tengo sueño o bien la probabilidad de tener sueño es baja

1 - Ligera probabilidad de tener sueño
2 - Moderada probabilidad de tener sueño
3 - Alta probabilidad de tener sueño

SITUACIÓN	Probabilidad
Sentado y leyendo	
Viendo la TV	
Sentado, inactivo en un lugar público (ej: cine, teatro, conferencia, etc.)	
Como pasajero de un coche en un viaje de 1 hora sin paradas	
Estirado para descansar al mediodía cuando las circunstancias lo permiten	
Sentado y hablando con otra persona	
Sentado tranquilamente después de una comida sin alcohol	
En un coche, estando parado por el tránsito unos minutos (ej: semáforo, retención,...)	

Si usted puntúa:

    -Entre 0 y 6: no tiene somnolencia diurna, está dentro de los límites considerados normales.
    -Entre 7 y 13: tiene ligera somnolencia diurna.
    -Entre 14 y 19: tiene moderada somnolencia diurna.
    -Entre 20 y 24: su somnolencia diurna es grave.

CAPÍTULO 2
Factores psicológicos

Los problemas psicológicos más comunes que pueden llevar al insomnio son:

Ansiedad

Hay momentos en que no se puede conciliar el sueño porque uno está preocupado o molesto por un problema en particular y otros en que no puede conciliar el sueño y no se sabe la razón. Además, ocurre a veces que aunque se genere una profunda sensación de sueño y sus ojos estén cansados, todavía se le hará imposible conciliar el sueño.

Los estados de sueño-vigilia se ven afectados por las señales de diferentes neurotransmisores en el cerebro. Cuando la comida y la medicina cambian el equilibrio de estas señales comenzamos a notar cambios en la forma en que dormimos. La ansiedad del sueño es una manera segura de arruinar una noche de descanso. Es más fácil decirlo que hacerlo, pero no se obsesione por quedarse dormido. Cuanto más se piensa en ello, menos probable es que suceda.

Lo mejor es encontrar una forma de relajación: meditación, yoga, lectura, ejercicios de respiración...

También es de extrema importancia pasar ratos al aire libre, recibiendo luz solar en algún momento del día, así como tratar de bajar las luces en la casa una hora antes de acostarse por la noche. Esto le da a su cuerpo la oportunidad de adaptarse al clima de sueño poco a poco.

Depresión

El insomnio y la depresión se dan la mano de forma habitual. Alrededor del 15% de los adultos sufren de insomnio crónico. Casi la totalidad de ellos afirman sufrir ataques ocasionales de depresión. En sentido inverso, los pacientes con insomnio persistente tienen más probabilidades de desarrollar depresión. También tienen especial relevancia aquellas depresiones relacionadas con trastornos sexuales. Si está clínicamente deprimido y también está experimentando problemas sexuales, como la disfunción eréctil o la incapacidad para tener un orgasmo, será normal que los estados de depresión se acrecienten en las horas cercanas al momento de dormir.

Es fácil entender que el insomnio puede estar vinculado a la depresión. La pérdida crónica de sueño puede conducir a una pérdida de placer en la vida, una de las características de la depresión. Cuando la gente no puede dormir a menudo se vuelven ansiosos por no poder dormir, y esa ansiedad aumenta el riesgo de deprimirse. Por tanto, se demuestra que el insomnio no es sólo un síntoma de la depresión. El insomnio y la depresión son dos enfermedades distintas que se superponen, y la investigación demuestra que mediante el tratamiento de ambos a la vez, se consigue una oportunidad de mejorar la calidad del sueño, el humor y la calidad de vida en general.

Los últimos descubrimientos han ayudado a mejorar las estrategias de tratamiento y la evidencia muestra que el tratamiento de los trastornos del sueño puede ayudar a aliviar los síntomas depresivos y puede incluso prevenir las recaídas.

Estrés

A menudo el insomnio y el estrés aparecen de forma simultánea. De hecho, la aparición del insomnio a raíz del estrés es la causa más frecuente del problema. La combinación de ambas circunstancias se puede agravar con síntomas como el de las migrañas. Si no se tratan a tiempo los síntomas del estrés y el insomnio se puede producir la aparición de situaciones más graves como la ansiedad y la depresión que hemos comentado anteriormente.

Esquizofrenia

Alguien que sufre de esquizofrenia es probable que padezca también insomnio debido al uso de anti-psicóticos. Si la persona no está tomando medicamentos, es probable que el insomnio se produzca por las voces en la cabeza, que son el resultado de la condición psicológica. Sin embargo, se sabe con certeza que la medicación antipsicótica (haloperidol, tiotixeno, flupentixol, etc) genera insomnio. Existen fármacos antipsicóticos disponibles, sin embargo, que no reducen el sueño (olanzapina, risperidona y la clozapina)

Por último, se ha encontrado que el insomnio, por lo general, indica un empeoramiento de los síntomas de la esquizofrenia. Si el insomnio se produce con una persona que sufre de esquizofrenia, se recomienda ir al médico para averiguar si se pueden tomar medidas ante una posible aparición del empeoramiento de los síntomas psicóticos.

Trastorno bipolar – Insomnio bipolar

El insomnio bipolar está en el centro del trastorno bipolar y de los problemas de sueño. Durante los episodios de manía es común sentir una menor necesidad de sueño o literalmente sufrir de insomnio. En caso contrario, la fase depresiva del trastorno bipolar se caracteriza por la hipersomnia, períodos prolongados de sueño o frecuentes siestas durante el día. Esta irregularidad en los patrones de sueño tiende a aumentar el riesgo de nuevos episodios de manía o depresión. En general, el reloj biológico se vuelve muy inestable al padecer un trastorno bipolar.

El tratamiento de los trastornos del sueño y el mantenimiento de una forma regular del ciclo sueño-vigilia son componentes importantes en la prevención de cambios en el estado de ánimo. Por tanto se deben analizar los **ritmos circadianos**. Un ritmo circadiano es, aproximadamente, un ciclo de 24 horas en nuestros procesos bioquímicos, fisiológicos y de comportamiento. Nuestros ritmos circadianos regulan el sueño, la función hormonal, el apetito y la temperatura corporal.La investigación científica sugiere que el **gen Clock**, que regula los ritmos circadianos del cuerpo, puede estar involucrado en el desarrollo del trastorno bipolar. Las personas con trastorno bipolar suelen tener irregularidades en sus funciones, incluyendo claro el reloj del cuerpo y su ciclo de sueño-vigilia.

Algunos científicos creen que el aumento del trastorno bipolar en los tiempos modernos es causado por el uso generalizado de la luz artificial. Al no sucederse de forma pausada el cambio entre la luz y la oscuridad, los ritmos biológicos pueden alterarse de forma que se activen síntomas del trastorno que antes permanecían pasivos.

Consejos para el establecimiento de patrones de sueño saludables que mejoren el insomnio bipolar:

- Crear una rutina de la hora de acostarse.
- Limite las siestas
- Use un diario para anotar cualquier pensamiento que pudiera impedir la conciliación del sueño.
- Música y ambientes relajantes
- Haga ejercicio con regularidad.
- Evite la cafeína.
- Evite el alcohol.
- Siga la dieta bipolar para gestionar las fluctuaciones de azúcar en la sangre y el estado de ánimo.

CAPÍTULO 3
Análisis de nutrientes

Triptófano

Una de las claves para una noche de sueño satisfactoria es conseguir que su cerebro se calme y no tenga un flujo acelerado. El triptófano es un aminoácido que contribuye a la síntesis de serotonina dentro del cerebro, el neurotransmisor que ralentiza el tráfico en el sistema nervioso, por lo que su cerebro no estará tan ocupado. Por tanto, el triptófano es un precursor de la serotonina para inducir el sueño, junto con la melatonina. Esto significa que el triptófano es la materia prima que utiliza el cerebro para crear estos neurotransmisores relajantes, y es por esto que su disponibilidad en la sangre afecta directamente a la calidad y la necesidad de sueño.

Comer hidratos de carbono también provoca que este aminoácido tranquilizador esté más disponible para el cerebro. Una comida alta en carbohidratos estimula la liberación de insulina, que ayuda a eliminar de la sangre los aminoácidos que compiten con el triptófano, lo que permite con más facilidad que este recurso pueda entrar en el cerebro y así fabricar las sustancias que inducen el sueño, como la serotonina y la melatonina .Al aumentar el volumen relativo de triptófano en sangre la serotonina se sintetiza y se siente esa sensación de sueño reparador. Por el contrario, comer una comida alta en proteínas, sin carbohidratos, puede mantenerte despierto, ya que los alimentos ricos en proteínas también contienen el aminoácido tirosina, un estimulante de la actividad cerebro.

La elección de alimentos ricos en proteínas o carbohidratos, le permitirá elegir si desea animar o frenar su cerebro.

Para los estudiantes y los adultos que trabajan, un dieta alta en proteínas será beneficiosa para el desayuno y el almuerzo. Para los aperitivos y la cena antes de acostarse, será necesario comer alimentos con alto contenido de hidratos de carbono complejos, que contiene triptófano suficiente como para relajar el cerebro. Tenga cuidado de no elegir comidas que posean todos los hidratos de carbono, habitualmente también tendrán un alto contenido de azúcares que difícilmente ayudan a dormir. Si la inducción al sueño generada por el triptófano se obstaculiza con la estimulación del azúcar se liberarán las hormonas del estrés, lo cual le mantendrá despierto.

Una forma activa se encuentra en la planta Grifonia simplicifonia que contiene L-5-Hydroxytryptofane (5-HTP), un metabolito del aminoácido y precursor directo del neuro-transmisor inhibidor de serotonina. El 5-HTP aumenta el nivel de serotonina en el cerebro con eficacia. La absorción intestinal del 5-HTP es muy elevada (del orden del 70%) y, al no requerir la presencia de moléculas transportadoras, no se ve afectada por la presencia de otros aminoácidos dietéticos que pudieran competir por esos mismos transportadores. Por esa razón, puede tomarse con comidas sin que su efectividad se vea reducida.

Calcio

Otro nutriente que influye en el uso del triptófano es el calcio, concretamente trabaja en la fabricación de la melatonina. Esto explica por qué los productos lácteos, que contienen triptófano y calcio, son uno de los mejores alimentos para inducir el sueño. La vitamina B6 también deberá ser tenida en cuenta.

Funciones orgánicas

- Favorece el sueño y controla los excesos de hiperexcitabilidad emocional.
- Construir y reconstruir los huesos y dientes.
- Indispensable para la actividad del ATP, lo que permite la liberación de energía a nivel muscular.
- Necesario en la coagulación de la sangre por su papel en la producción de fibrina y la estimulación de la tromboplastina por las plaquetas, permitiendo el paso a trombina, en unión a la vitamina K.
- Controlar la permeabilidad de la membrana celular y el paso de los nutrientes, en unión a la lecitina.
- Indispensable en la transmisión nerviosa de los músculos, entre ellos el corazón, manteniendo el tono muscular y el número de latidos en unión al potasio, el magnesio y el sodio.
- Equilibra la relación ácido-base de la sangre.
- En el embarazo ayuda a la liberación de la hormona prolactina para que se produzca la lactancia.
- Controla los niveles altos de histamina.
- Evita la acumulación de metales tóxicos en el organismo.

Melatonina

La Melatonina es una hormona producida por la glándula pineal, localizada en el cerebro y se considera la sustancia que regula el ritmo circadiano. La secreción de Melatonina ocurre durante la noche en reacción a la oscuridad, alcanzando un nivel máximo a media noche, y disminuye en la mañana. La síntesis y la disponibilidad de la Melatonina son inhibidas por la luz.

La producción de Melatonina disminuye con la edad y aunque los niveles son abundantes en los niños, disminuyen con la pubertad y declinan regularmente, más del 90%, hasta los 70 años de edad.

La administración de melatonina a partir de los 40 años es un procedimiento de elección para frenar el deterioro que se produce con el envejecimiento y también algunas patologías degenerativas asociadas a la edad. Hoy en día sabemos que el déficit de melatonina que aparece con la edad es una de las causas de los signos clínicos del estrés oxidativo y nitrosativo. La melatonina depura los radicales libres de oxígeno y frena la producción de NO, por lo que tiene actividad antiinflamatoria y antioxidante.

Se ha comprobado q
ue la melatonina que produce la glándula pineal, situada en el centro del cerebro, depura los radicales libres de oxígeno y frena la producción de óxido nítrico, una doble actividad antioxidante y antiinflamatoria que protege del envejecimiento. Pero cuando su producción decae -en un 25% a partir de los 40 años-, comienzan a aparecer los signos del estrés oxidativo y nitrosativo que se agudizarán cuanto mayor sea el déficit de esta hormona que regula el ciclo circadiano. Los restantes órganos del cuerpo también producen melatonina, aunque con una función bien distinta, la de un mecanismo de defensa contra cualquier tipo de toxicidad.

Investigaciones

En estudios efectuados en ratones con senescencia acelerada, los resultados demostraron que en aquellos animales tratados con melatonina se observó una reducción relevante de patologías asociadas con la edad.

Mientras que los ratones placebo eran incapaces de aprender nada nuevo a los diez meses, los tratados con melatonina seguían como en etapas anteriores y ni siquiera tenían apariencia de ratones viejos.

Otra investigación demostró que la melatonina aumenta la longevidad en dos modelos de ratón, uno de ellos con senescencia acelerada, ya que los animales tratados lograron vivir tres meses más. Aunque en los humanos es más importante tener calidad de vida durante el envejecimiento que prolongarla, se ha comprobado que con melatonina se lograban ambos factores.

Aplicaciones

Contra el insomnio: El suplemento de Melatonina es el mejor y más seguro de los inductores de sueño disponibles, haciendo efecto en una hora en el 90% de las personas. El sueño facilitado por la Melatonina es natural, y de una mejor calidad que el sueño inducido por somníferos. Aquellos que usan el suplemento de Melatonina despiertan siempre descansados.

Jet lag: Se ha determinado que la Melatonina es una ayuda para librarse de los efectos causados por viajes en aviones y cambios de hora, así como también los efectos causados por el trabajo nocturno.

Antioxidante, antienvejecimiento: La Melatonina también influye positivamente el sistema reproductivo, cardiovascular y neurológico. Es un antioxidante que protege cada parte de la célula y cada célula del organismo, incluyendo las neuronas. La oxidación es también un factor principal del proceso de la vejez. De hecho, la Melatonina puede ser el producto más eficaz de salud preventiva.

Treonina

Aminoácido esencial poco estudiado, aunque se le considera responsable del buen estado mental y emocional de las personas, así como de la absorción del resto de los aminoácidos. Actúa en sinergia con los aminoácidos glutámico en la agudeza mental, con la Lisina en el crecimiento estatural y con el Triptófano en lograr un sueño reparador.

Con la vitamina C interviene en el sistema inmunitario, con el magnesio en la contracción muscular y la relajación, con el potasio en el equilibrio hídrico de las células y con el complejo B en el mantenimiento de una flora intestinal adecuada. Además, junto al Yodo mantiene el metabolismo activo y con el Inositol regula la cantidad de colesterol que hay en la sangre. Las carencias de este aminoácido son frecuentes, dado que se elimina en gran cantidad por el sudor y las heces.

Carbohidratos complejos

Los carbohidratos se clasifican como **simples o complejos** basándose en la rapidez con que son digeridos y absorbidos por el cuerpo.

Los carbohidratos simples incluyen frutas, verduras y productos lácteos. Estos artículos tienen compuestos simples de azúcar que son digeridos y absorbidos por el cuerpo rápidamente. Los carbohidratos simples también se encuentran en los azúcares refinados, en dulces, productos horneados, bebidas gaseosas y otras sustancias azucaradas. Alimentos como el pan blanco y el arroz blanco son ejemplos populares de hidratos de carbono simples o refinados.

Los carbohidratos complejos, por el contrario, tardan más en descomponerse en el cuerpo. Ejemplos de este tipo de carbohidratos son los panes de granos enteros, vegetales con almidón y legumbres.

Los carbohidratos simples, por lo menos los de frutas, verduras y productos lácteos, no son necesariamente malos, al menos no por sí mismos. El problema es que muchas veces ingerimos carbohidratos simples en forma de golosinas azucaradas, gaseosas y cereales refinados y no suficientes carbohidratos complejos a través de granos integrales. Dietas bajas en carbohidratos, por lo general, se centran en la eliminación completa de los carbohidratos simples, mientras que a los carbohidratos complejos se les permite volver a la dieta después de un período inicial de abstención. Los hidratos de carbono sirven de combustible para el cuerpo y son vitales para su buen funcionamiento. Sin embargo, comer el equilibrio correcto de carbohidratos (es decir, más complejos y menos simples),es la clave para conseguir y mantener un peso   saludable.
Comer demasiados carbohidratos, sobre todo los carbohidratos simples, puede llevar a ganar peso, porque los carbohidratos en exceso se almacenan como grasa, al igual que cualquier otro exceso de calorías.

Ejemplos de carbohidratos complejos:

- Panes de grano entero
- Otros granos enteros como arroz integral y avena
- Las patatas (blancas y dulces)
- Zanahorias
- Maíz
- Judías
- Guisantes

- Lentejas
- Los cereales de grano entero

Muchos expertos dicen que los carbohidratos deben aportar entre el 50 y 60 por ciento de calorías en una dieta saludable. Los carbohidratos complejos deben constituir la mayor parte de su ingesta de carbohidratos durante el día, aunque sin duda es bueno comer carbohidratos simples cuando están en forma de frutas, verduras y productos lácteos.

El problema con los hidratos de carbono se produce cuando se come azúcar simple en exceso en forma de productos refinados, como pasteles, galletas y refrescos. Entonces, el aumento de peso puede ocurrir rápidamente y es difícil de controlar debido a que su cuerpo comienza a anhelar azúcar. Los carbohidratos complejos no causan este problema, ya que la forma de los granos sin procesar hace que contengan fibra que te hace sentir satisfecho por más tiempo y ayuda a mover los desechos del cuerpo. Comer más fibra es una estrategia muy cómoda cuando se está tratando de perder peso.

Añadir más carbohidratos complejos en su dieta es realmente fácil. Muchos productos están hechos con granos enteros en lugar de granos procesados:

- Trate de comer pan de trigo integral en lugar de pan blanco. Algunas empresas incluso hacen pan integral blanco rico en fibra.
- Sustituir la pasta y el arroz blanco normal con pasta de grano entero y arroz integral. Puede recoger pasta de trigo integral o pasta hecha de otros cereales integrales como el kamut, espelta o incluso maíz.
- Comience el día con un cereal alto en fibra.
Busque los cereales integrales en la lista de ingredientes, o

cerciórese de que contienen harina de avena. Añadiendo un poco de fruta, que es un carbohidrato simple, todavía estará elevando el consumo de fibra consiguiendo así un inicio perfecto de la dieta diaria.

Magnesio

El magnesio es un mineral esencial que el organismo necesita para sostener la normalidad en la musculatura y la función nerviosa, ayudando a tener un sistema inmunológico saludable, a través del mantenimiento del ritmo cardíaco y la formación de huesos fuertes. El magnesio también está implicado en al menos 300 reacciones bioquímicas en el cuerpo. Una deficiencia de magnesio puede causar espasmos musculares, insomnio, enfermedades cardiovasculares, diabetes, hipertensión arterial, trastornos de ansiedad, migrañas, osteoporosis, y el infarto cerebral. Por el contrario, el consumo excesivo de magnesio suele causar diarrea cuando el cuerpo trata de excretar el exceso. A continuación se muestra una lista de alimentos ricos en magnesio.

1: Arroz, trigo, y avena
El arroz, el trigo y el salvado de avena se pueden incorporar a los panes y los cereales para el desayuno como el centeno y el trigo sarraceno. Una taza de salvado de arroz crudo contiene 922 mg de magnesio. El salvado de trigo crudo contiene 354 mg de magnesio por taza. El salvado de avena cruda contiene 220 mg de magnesio por taza.

2: Hierbas secas
Las hierbas secas están llenas de vitaminas y una adición de las mismas es saludable en casi cualquier comida. El coriando seco proporciona la mayoría de magnesio con 694 mg por 100 gramos de porción.

Es seguido por el cebollino, la menta verde y el eneldo.

3: Calabaza y semillas de sandía
La calabaza y las semillas de sandía están llenas de magnesio. La calabaza proporciona 535 mg de magnesio por porción de 100 gramos. Las semillas de sandía proporcionan 515 mg de magnesio por cada 100 gramos de porción.

4: El polvo de cacao (chocolate negro)
El chocolate negro es cada vez más popular y con razón. Considerado durante mucho tiempo como el chocolate oscuro de la comida, está lleno de vitaminas y otorga beneficios para la salud. El cacao en polvo proporciona 499 mg de magnesio por 100 gramos de porción. El chocolate negro para hornear proporciona 327mg de magnesio por porción de 100 gramos. Una barra de chocolate típica proporciona 63 mg de magnesio por porción de 100 gramos.

5: Lino, semillas de sésamo, ajonjolí y mantequilla
Las semillas de lino y de sésamo son una gran fuente de aceites saludables para el corazón y también una buena fuente de magnesio. Las semillas de lino proporcionan 392 mg de magnesio por 100 gramos de porción. Las semillas de sésamo proporcionan 351 mg por 100 gramos de porción. La mantequilla de sésamo (tahina) proporciona 362 mg de magnesio por cada 100 gramos de porción.

6: Las nueces de Brasil
Son una excelente fuente de magnesio. Las nueces de Brasil ofrecen 376 mg de magnesio por porción de 100 gramos.

7: Semillas de Girasol
Las semillas de girasol son la principal fuente de vitamina E, y una buena fuente de tiamina (B1). Las semillas de girasol

proporcionar 325 mg de magnesio por cada 100 gramos de porción.

8: Las almendras y nueces de la India (frutos secos, piñones)
Los frutos secos son buenos como aperitivo o como complemento de ensaladas y sopas. Las almendras proporcionan 286 mg por 100 gramos de porción, los anacardos 273 mg, los piñones 251 mg, los frutos secos, en general, 251 mg.

9: Melaza
Es el mejor sustituto para el azúcar refinado en pasteles y panes. La melaza proporciona 242 mg por porción de 100 gramos.

10: Soja tostada
Adecuada como un aperitivo o como complemento de ensaladas, los frijoles de soja tostados (conocidos como edamame) también son una gran fuente de magnesio. EL edamame proporciona 228 mg de magnesio por cada 100 gramos de porción.

Vitamina B

El complejo de vitamina B se compone de ocho vitaminas solubles en agua. Las vitaminas B trabajan juntas para aumentar el metabolismo, mejorar el sistema inmunológico y el sistema nervioso, mantener la piel y los músculos sanos, fomentar el crecimiento y la división celular así como otros beneficios a su cuerpo. La levadura de cerveza es una de las mejores fuentes de vitaminas del complejo B. Constituyen la base para un buen equilibrio del sistema nervioso, la actividad diurna y el descanso nocturno.

B1, conocida como **tiamina**, actúa en el metabolismo como catalizador de los hidratos de carbono y ayuda a sintetizar sustancias que regulan los nervios. Su deficiencia puede causar inflamación del corazón, calambres en las piernas y debilidad muscular. Fuentes ricas en tiamina son el hígado, corazón, riñón, carnes, huevos, verduras de hoja verde, frutos secos, legumbres, granos, germen de trigo y los cereales enriquecidos. La ingesta diaria recomendada es de 1,5 mg. Algunos creen que la tiamina ayuda a proteger contra el alcoholismo y que es bueno para la depresión, el estrés y la ansiedad. También se dice que mejora la capacidad mental y ayuda a la indigestión.

B2 o **riboflavina**, ayuda a metabolizar las grasas, carbohidratos y proteínas de las vías respiratorias. Una deficiencia puede generar lesiones en la piel y fotosensibilidad. Las riboflavinas son abundantes en las setas, la leche, la carne, el hígado, verduras verdes, cereales enriquecidos, la pasta y el pan. La dosis diaria recomendada es de 1,3 mg para los adultos. La vitamina B2 es buena para la piel, las uñas, los ojos, la boca, los labios y la lengua, también se cree que ayuda a proteger contra el cáncer.

B3, también conocida como **niacina**, ayuda a liberar energía de los nutrientes. Puede reducir el colesterol y prevenir y tratar la arteriosclerosis, entre otros beneficios. Muy poca B3 puede dar lugar a la pelagra, una enfermedad con síntomas que incluyen quemaduras, diarrea, irritabilidad, hinchazón de la lengua, y confusión mental. Demasiada B3 puede causar daño hepático. Las fuentes de alimentos ricos en niacina son el pollo, salmón, atún, hígado, frutos secos, arvejas secas, cereales enriquecidos, y los frijoles secos.

B5 o **ácido pantoténico**, tiene un papel en el metabolismo de las grasas, carbohidratos y proteínas. Es más abundante en los huevos, cereales integrales, legumbres y carne, si bien se encuentra en alguna cantidad en casi todos los alimentos. La dosis diaria recomendada es de 10 mg. Su deficiencia puede provocar fatiga, alergias, náuseas y dolor abdominal.

La vitamina **B6** o **piridoxina**, ayuda al cuerpo a absorber y metabolizar los aminoácidos y las grasas para formar los glóbulos rojos. La deficiencia de esta vitamina puede dar lugar a la lengua suave, trastornos de la piel, mareos, náuseas, anemia, convulsiones, y cálculos renales. Los cereales integrales, pan, hígado, judías verdes, espinacas, aguacates y plátanos son una fuente de alimentos que son ricos en esta vitamina. El consumo diario recomendado varía entre 1,3 a 2 mg dependiendo de la edad y el género.

B7, también conocida como **biotina o vitamina H**, forma ácidos grasos, ayuda y asiste en la liberación de energía de los carbohidratos. No ha habido casos de deficiencia entre los seres humanos. La dosis diaria recomendada es de 30 mg.

B9 o **ácido fólico**, a veces se conoce con el nombre de **vitamina M** o **vitamina Bc**. El ácido fólico le permite al cuerpo formar la hemoglobina. Ayuda a tratar la anemia. Buenas fuentes alimenticias son los vegetales de hojas verdes, nueces, granos enteros, y legumbres. Sin embargo, tenga en cuenta que el ácido fólico se pierde cuando los alimentos se almacenan a temperatura ambiente o cocidos. La deficiencia es rara, aunque el ácido fólico es especialmente importante en el embarazo. El consumo de ácido fólico durante el embarazo ayuda a prevenir defectos del tubo neural en los recién nacidos, incluyendo la espina bífida.

La vitamina B12, también conocida como **cobalamina** o **cianocobalamina**, asiste a la función del sistema nervioso y la formación de glóbulos rojos. Si el cuerpo es incapaz de absorber suficiente vitamina B12 puede provocarse una anemia perniciosa. La B12 sólo se encuentra en fuentes animales como los huevos, la leche, el pescado, la carne y el hígado. Por lo tanto, es un suplemento recomendable para vegetarianos.

CAPÍTULO 4
Recetas

PASTAS

Ensalada de Pasta
Ingredientes

(2 personas):

150 gramos de pasta

50 gramos de queso curado

50 gramos de cebolla

1 zanahoria mediana

1 lata de atún en aceite de unos 80 gramos

6-8 tomatitos cherry o un tomate grande de ensalada

8-10 aceitunas rellenas de anchoa

3 cucharadas de maíz dulce

Aceite de Oliva

Vinagre de Estragón

Sal y Orégano

Elaboración:

1. En el tiempo que se calienta el agua y se cuece la pasta te da tiempo más que de sobra para preparar el resto de ingredientes de la ensalada. Así que coge un litro y medio de agua y ponlo a calentar en una cacerola.

2. Mientras pela la zanahoria y con un pelador de verduras saca tiras largas. Ponla en una fuente lo suficientemente grande para recoger todos los ingredientes grandes.

3. Pela la cebolla y coge un trozo de unos 5 gramos. Pícalo finito, la cebolla aporta textura y le da mucho contraste a la ensalada. Añádela a la fuente.

4. Coge los tomates y córtalos a la mitad (si son tomatitos cherry) o en trozos más pequeños si usas un tomate grande. En este último caso es recomendable que le quites la piel antes de cortarlo, resultará una ensalada mucho más agradable. Añade el tomate a la fuente.

5. Coge el queso, haz taquitos pequeños y échalos en la fuente.

6. El agua debe estar hirviendo así que añade una cucharada pequeña de sal y la pasta. Deja al fuego hasta que la pasta esté en su punto.

7. Mientras terminamos con los demás ingredientes de la ensalada, abre la lata de atún, si el aceite es de oliva y de calidad lo usaremos, si no es así escurrimos la lata y desechamos el aceite. Añade a la fuente el atún y el aceite. Si hemos decidido desechar el aceite de la lata añadiremos dos cucharadas de aceite de oliva.

8. Cuando la pasta esté en su punto escúrrela y métela bajo el grifo para detener la cocción y enfriarla. Si vas a comerte la ensalada inmediatamente añade unos cubitos de hielo al escurridor para que se enfríe un poco la pasta y deja que se derritan. Si la vas a comer más tarde bastará con meter la ensalada en el frigorífico una vez terminada.

9. Pon la pasta bien escurrida (es muy importante que no quede agua) en la fuente. Incorpora los ingredientes que nos faltan (el maíz y las aceitunas) y mezcla todo bien.

10. Aliña con vinagre de estragón (ideal para ensaladas frescas) o el que prefieras (uno de vino tinto por

ejemplo) y un poco de orégano seco (como media cucharadita pequeña). Mezcla bien y si puedes meter la ensalada un par de horas en el frigorífico mucho mejor.

Pasta con Gambas y Queso

Ingredientes
(4 personas):

1/2 K de gambas de tamaño medio
6 ajos tiernos
2 nueces de mantequilla
250 g de queso feta
un ramillete de cebollino
450 g de pasta
aceite de oliva
sal
pimienta

Elaboración

1. Quitar las cabezas a las gambas, mediante un giro y un tirón, y pelarlas.

2. Filetear los ajostiernos muy finitos, incluyendo parte del tramo verde.

3. En una cacerola, derretir la mantequilla con una cucharada de aceite y freír las gambas a fuego fuerte.

4. Cuando empiecen a tomar color, bajar el fuego y añadir los ajos tiernos y rehogar un par de minutos.

5. Trocear el queso en cubitos y añadir a la cacerola.

6. Trocear parte del cebollino y añadir a la cacerola. Salpimentar.

7. Cocinar la pasta en abundante agua hirviendo, siguiendo las instrucciones del fabricante.

8. Escurrir bien la pasta y colocar en una fuente previamente calentada.

9. Cubrir con las gambas y esparcir el resto de cebollino por encima.

Boloñesa a la che-guevara

Ingredientes

250 g de ternera
250 g de cerdo
2 Ajos
1 Cebolla
2 Zanahorias
1 Guindilla pequeña
Pimienta negra
Sal
Perejil
Albahaca
Orégano
Queso parmesano
Azúcar
Aceite de oliva
1/2 Paquete de espaguetis
Pan

Preparación:

1. Cogemos la carne y le echamos sal, perejil, ajo picado, pimienta y un chorro de aceite. Lo metemos en un bol tapado con papel de film y lo dejamos en la nevera media hora.

2. Cogemos una olla la llenamos de agua le echamos aceite, sal y cuando empiece a hervir echamos los espaguetis (retirar cuando estén al dente).

3. En otra olla grande echamos un poco de aceite de oliva. Echamos el ajo, y cuando esté bien dorado, le añadimos la zanahoria y esperamos a que se poche a fuego lento.

4. Le añadimos la guindilla cortada en aros. Cuando este todo pochado le añadimos la carne y dejamos que se dore un poco a fuego lento.

5. Cuando este medio echa le agregamos la salsa de tomate le añadimos un poco de azúcar y la ramita de albahaca, dejamos cocer 20 minutos (al gusto).

6. Cuando la salsa de tomate haya reducido le echamos un poco de queso parmesano. Para que espese la dejamos otros cinco minutos y listo.

7. Cogemos el pan y cortamos cuatro rodajas.

8. En un plato grande colocamos los espaguetis le echamos orégano, después echamos un poco de la salsa haciendo forma un circulo y por encima de la salsa un poco de queso parmesano de la misma manera. Añadimos perejil

9. Colocamos en el plato las rebanadas de pan.

Canelones de atún

Ingredientes:

18 láminas para canelones
1 cucharada de aceite
4 huevos cocidos
250 gramos de atún en aceite, de lata
300 gramos de salsa de tomate
1 cucharada de mantequilla
3 tazas de bechamel clarita
50 gramos de queso parmesano rallado
Sal al gusto

Preparación:

1. Calentar abundante agua con sal y el aceite y, cuando rompa a hervir, cocinar los canelones sumergiéndolos de dos en dos para que no se peguen.

2. Retirar con una espumadera y colocar las láminas sobre un paño para que escurran.

3. A continuación, picar los huevos cocidos, ponerlos en un recipiente y mezclarlos con el atún desmenuzado y la salsa de tomate.

4. Seguidamente, poner un poco de relleno sobre cada canelón, enrollar sobre sí mismos, procurando que queden compactos y colocarlos en una fuente refractaria previamente engrasada con mantequilla.

5. Por último, cubrirlos totalmente con la bechamel, espolvorear por encima el queso rallado e introducir en el horno, precalentado a 180°c, durante diez minutos o hasta que la superficie esté dorada.

Macarrones con salsa de tomate, anchoas y aceitunas negras

Ingredientes:
(4 personas)
300 gramos de macarrones
1,5 kg de tomates bien maduros
200 gramos de cebollas
50 gramos de pimiento verde
2 dientes de ajo
100 gramos de aceitunas negras
50 gramos de anchoas en conserva de aceite
1 decilitro de aceite de oliva
1 cucharadita de azúcar

Preparación:

1. Ponemos una cazuela alta con agua al fuego; cuando comience a hervir, le añadimos un puñado de sal gorda y un pequeño chorro de aceite o una cucharada de mantequilla. En esa agua, cocemos los macarrones unos cinco minutos, los escurrimos en un escurre-pasta y los pasamos por el chorro de agua fría y untamos en aceite de oliva.

2. En otra cazuela, sofreímos las cebollas cortadas en tiras, el pimiento verde y los dientes de ajo y cuando la verdura se ablande, agregamos los tomates y cocinamos el conjunto hasta que estén los tomates cocidos. Pasamos esta salsa por el pasapurés y por el colador.

3. Ponemos a punto de acidez la salsa de tomate con el azúcar; el punto de sal lo dejamos para luego ya que tenemos que agregar las anchoas en conserva.

4. Picamos las aceitunas negras en cuartos, escurrimos las anchoas y cortándolas por la mitad a lo largo agregamos a la salsa de tomate damos un hervor al conjunto y trituramos con ayuda de una batidora.

5. Cuando la salsa esté preparada mezclamos con los macarrones y cocemos todo junto un minuto. Se sirve caliente.

Canelones de pollo

Ingredientes

400 g de canelones de pasta
2 pechugas de pollo
100 g de jamón crudo picado 100 g
Aceite de oliva
3 cucharadas de mantequilla
zumo de 1 limón
Queso Parmesano rallado
3 huevos
1 cebolla picada
1/2 k de tomate triturado
Orégano
Sal
Pimienta

Preparación

1. Calienta, en una olla mediana, 2 cucharadas de aceite y 2 de manteca, a fuego medio, dora el pollo, rotando los trozos para que se cocine parejo, tardará unos 10 min. Entonces, vierte el jugo de limón y salpimentar a gusto. Continúa la cocción a fuego lento, unos 7 a 10 min.,

revolviendo de vez en cuando para que se haga parejo.

2. Mientras tanto, lleva abundante agua a hervir con sal y cocine la pasta de canelones. Échalos en el agua hirviendo y cocine al dente, aproximadamente 1 min. Retira con la espumadera y coloque en bol grande, con agua fría hasta la mitad de su capacidad, para que no se pegue.

3. Retira del fuego el pollo y reserve el fondo de cocción. Escurre bien los trozos y desecha la piel y los huesos. Tritura la carne junto con el jamón y mezcle con los huevos, 1/2 taza de queso rallado y 1 o 2 cucharadas del fondo de cocción. Pruebe la mezcla y añada, si lo desea, sal y pimienta a gusto.

4. A fuego medio, en una olla mediana, derrite el resto de la manteca y el aceite, fría la cebolla, hasta que esté transparente. Entonces, echa el puré de tomates, salpimentar a gusto, si lo deseas puede agregar una cucharadita de orégano o 1 hojita de laurel y deja cocer, a fuego lento, hasta que la salsa espese, más o menos 20 min.

5. Mientras tanto, enciende el horno para precalentarlo unos 15 min., a temperatura media/alta. Unta una fuente térmica con manteca o aceite. Con la cuchara, rellena los canelones con la mezcla de pollo, distribúyalos en la fuente, bañándolos con salsa. Rocía un poco de manteca derretida en la superficie y luego espolvorea con el resto de queso rallado. Lleva a hornear por unos 15 min o hasta que la superficie comience a dorarse.

Espaguetis con frutos secos

Ingredientes

400 gr. de espaguetis
50 gr. de nueces peladas
50 gr. de avellanas peladas
1 cucharada de piñones
Mantequilla
Aceite
Sal
Queso parmesano rallado
Pimienta
Leche

Preparación

1. Mientras cuece la pasta en una cazuela alta con abundante agua, sal y una cucharada de aceite, prepara la salsa. En un mortero, machaca los piñones, las nueces y las avellanas hasta reducir a polvo los frutos secos.

2. Mézclalo con 2 cucharadas de mantequilla, un chorrito de leche y una pizca de pimienta, hasta conseguir una pasta uniforme.

3. Cuando estén los espaguetis "al dente", escúrrelos bien y échalos en una fuente. Añade la pasta de frutos secos, revuelve con cucharas de palo, rocía la fuente con queso rallado y sírvelo muy caliente.

Lasaña de berenjenas

Ingredientes

12 placas de lasaña
300 gr. de bechamel
150 gr. de berenjenas
2 yemas de huevo
100 gr. de queso Emmental en lingotes
150 gr. de queso Emmental rallado
Sal y pimienta

Preparación

1. Pelar las berenjenas y cortarlas en lonchas. Pasarla por las yemas de huevo batidas y freírlas. Condimentar con sal y pimienta.

2. Cocer la pasta al dente. En una fuente para horno untar con mantequilla poner alternativamente una capa de bechamel, una de berenjenas, una de queso Emmental en lonchas y una de pasta, hasta formar tres capas de cada una. Espolvorear con queso rallado y gratinar al horno durante 10 minutos.

Lasaña de atún

Ingredientes

9 hojas de lasaña
Bechamel
400 g de atún en aceite
4 tomates maduros
3 dientes de ajo
Queso rallado

Preparación

1. Cuece la pasta en abundante agua con sal y aceite. Luego pásala por agua fría, escurrir y secar.

2. Dora los ajos cortado en láminas. Agrega los tomates cortados. Cuando esté rehogado agrega el atún desmigado.

3. En una fuente pon una fila de pasta, encima una capa del relleno y de nuevo otra de pasta. Cubre con la bechamel, espolvorea el queso rallado y gratina.

GALLETAS

Galletas de avena y almendras

Ingredientes:

3 tazas de avena integral
2 tazas de harina de trigo integral
¾ de taza de miel de abeja pura
½ taza de pasitas

½ taza de almendras picadas
1 cucharadita de royal
1 barra de mantequilla derretida
2 tazas de agua pura
Hojas de naranjo
Ralladura de limón
1 cucharada de canela

Preparación:

1. Mezclar los ingredientes secos y, aparte, mezclar los líquidos.
2. Incorporar suavemente las dos mezclas anteriores, amasando suavemente, añadir un poco de agua fría si faltara líquido.
3. Amasar bien hasta que tenga una buena consistencia.
4. Hacer las galletas dándoles una forma apropiada. Colocarlas en un refractario engrasado y enharinado. Hornear a 180°C (en horno precalentado) durante 15 o 20 minutos, o hasta que se doren.

ARROZ

Arroz integral aromático con germinado se soja

Ingredientes:

2 tazas de arroz integral
6 tazas de agua
El jugo de un limón
1 cucharada de mejorana fresca bien picada
1 cucharadita de romero fresco
Dos tazas de germinado de soja
½ curry en polvo
1 o 2 dientes de ajo
½ cebolla bien picada
6 cucharadas de aceite de oliva
Una pizca de sal marina
Una cucharadita de tamari

Preparación:

1. Hervir agua con sal en una cacerola y luego, agregar el arroz y el limón. Poner a fuego medio. Sofreír en una sartén el aceite, cebollín, ajo, mejorana, sal de mar, romero y curry. Sofreír entre 2 y 3 minutos, evitar que se fría o dore.
2. Una vez que el arroz se haya suavizado, incorporar el arroz al sofrito y poner a fuego medio junto con el germinado de soja. Cocer 2 minutos más y apagar. Tapar y dejar reposar bien tapado.

Arroz integral casero

(4 personas)

Ingredientes:

2 tazas de arroz integral, previamente lavado y remojado toda la noche

1 cucharada de mantequilla

2 cucharadas de aceite de oliva

Agua

Sal

Preparación:

1. Escurrir el agua del arroz remojado.
2. Ponerlo en una cazuela con ¾ de litro de agua hirviendo junto con la sal y el aceite.
3. Dejar 3 minutos y luego bajar el fuego. Tapar y dejar cocinar unos 20 minutos.

4. Pasado este tiempo abrir y, al servir, poner un poco de mantequilla encima.

5. Servir caliente.

Arroz integral con verduras salteadas y salsa de soja

Ingredientes principales
200 g de arroz integral
1 zanahoria
1 calabacín
1 puerro
1 cebolla
2 dl de salsa de soja
1 dl de aceite de oliva

Preparación:

1. Cocer el arroz en agua hirviendo durante 30 minutos. Escurrir y reservar

2. Picar y saltear la zanahoria, el calabacín, el puerro y la cebolla en una sartén con un poco de aceite.

3. Añadir el arroz y mojar con la salsa de soja. Servir.

Arroz integral con verduras
Ingredientes:

Arroz integral
1 cebolla pequeña
1 puerro

1 pimiento rojo pequeño
Un puñadito de judías verdes
2 alcachofas
Champiñón
Setas de cardo
Colorante y azafrán
Sal

Preparación:
1. Ponemos en la cazuela un chorrito de aceite y ponemos a pochar la cebolla, el puerro y el pimiento, cuando estén un poco añadimos las judías verdes y las alcachofas cortadas en ocho partes, cuando ya estén casi pochadas añadimos el champi y las setas y damos unas vueltas.
2. Echamos el arroz, rehogamos, ponemos un poco de colorante y azafrán y echamos el agua, el triple que de arroz, salamos al gusto y dejamos cocer durante 30 minutos, hasta que el agua se consuma.

Arroz integral con espinacas
Ingredientes
300 gr. de arroz integral
250 gr. de espinacas de tallo corto
4 dientes de ajo
1/2 cucharadita de pimentón
azafrán
sal marina
1 dl. de aceite de oliva
3 Tazas de Caldo de Verduras

Preparación:

1. Escoger y limpiar el arroz. Ponerlo en remojo la noche anterior con agua tibia, o bien, una hora antes en agua hirviendo. Limpiar bien las espinacas. Si los tallos son gruesos y leñosos, desecharlos. Partirlas en trocitos. Los ajos se pelan y se pican menuditos.
2. En una sartén grande o paellera, se calienta el aceite y se sofríen los ajos. Cuando empiecen a dorar se añaden las espinacas y se rehogan con un poco de sal durante unos minutos, hasta que pierdan volumen. Escurrir bien el arroz y añadirlo a la sartén. Remover mezclando bien con las espinacas y verter entonces el caldo que tendremos aparte hirviendo.
3. Rectificar de sal, añadir el pimentón y el azafrán y dejar cocer a fuego vivo durante unos diez minutos. Reducir el fuego al mínimo y seguir cociendo hasta que el arroz esté tierno. Si el caldo se agota muy rápidamente, se puede tapar la sartén en los últimos minutos para que el arroz se acabe de cocer con el vapor.
4. Cuando el arroz esté cocido, apagar el fuego y dejar reposar cinco minutos.

Risotto
Ingredientes:

4 tazas de caldo de pollo caliente
2 cucharadas de aceite de oliva
1 cebolla mediana, finamente picada
½ taza de vino blanco sexo
400 g de arroz
3 cucharadas de crema de leche
3 cucharadas de queso parmesano, rallado

Preparación:
1. Para un risotto con textura realmente cremosa, es importante que el caldo esté bien caliente cuando se agrega al arroz, de manera que mantelo hirviendo, próximo a la cacerola ancha y, a fuego bajo, sofríe la cebolla durante 5 minutos, hasta que suavice.
2. Añade el arroz y revuelva bien para cubrir cada grano con el aceite. Cocina durante 2-3 minutos. Añade el vino, revuelva un par de veces y cocina durante 1-2 minutos, hasta que el vino haya sido absorbido.
3. Con la cacerola a fuego medio, agregar un cucharón lleno con caldo hirviendo; revuelve vigorosamente, hasta que haya sido absorbido. Continúa agregando el caldo revolviéndolo, una porción cada vez, asegurándose de que sea bien absorbido antes de agregar más.
4. A medida que el arroz se cocina, la mezcla se vuelve más espesa y verás un camino claro, en el fondo de la cacerola, dejado por la cuchara. El risotto está listo cuando logra una textura brillante.
5. Retírar del fuego y revolver con la crema y el queso parmesano. Déjalo reposar durante 2 minutos, luego sirva caliente

Arroz con Canela
Ingredientes:
250 g de arroz
125 g de pulpa de carne de res, picada
3 cucharadas de mantequilla
1 ramito de romero, picado
Canela en polvo
400 ml de caldo de carne
2 cucharadas de queso parmesano, rallado

Pimienta fresca molida

Preparación:
1. Calentar en una sartén grande y honda 2 cucharadas de mantequilla. Añadir el romero y la carne y sofreír, revolviendo, hasta que dore por todos lados. Condimentar con una pizca de canela y de pimienta.
2. Agregar el arroz, dejarlo tostar durante 2 minutos, revolviendo constantemente. Añadir, poco a poco, el caldo hirviendo, revolviendo, y cocinar durante 20 minutos.
3. Retire el recipiente del fuego, agregar el resto de la mantequilla y el queso. Espolvorear con un poco de canela en polvo, revolver bien y servir caliente.

Arroz Acido
Ingredientes:
250 g de arroz
1 cebolla pequeña, picada
4 cucharadas de mantequilla
La ralladura de la cáscara de 1 limón
El jugo de 1 limón
1 bolsita de azafrán
4 cucharadas de queso parmesano
1 ramito de cebollín, picado
450 ml de caldo de pollo
Pimienta fresca

Preparación:
1. Derretir la mitad de la mantequilla en una cacerola mediana y sofreír la cebolla sin dejarla dorar.
2. Agregar el arroz y dejarlo tostar durante 2 minutos, revolviendo constantemente.
3. Verter el jugo de limón y el caldo hirviendo. Seguir

cocinando durante 20 minutos, revolviendo de vez en cuando.
4. Hacia la mitad del tiempo de cocción agregar el azafrán diluido en un poco de caldo caliente. Al final, añadir la ralladura de la cáscara de limón, el cebollín y una pizca de pimienta.
5. Retirar la cacerola del fuego, agregar la mantequilla restante y el queso. Revolver y servir caliente.

Arroz integral de Primavera
Ingredientes:
(4 personas)
3 tazas de arroz integral
2 cebollas medianas
2 berenjenas
2 calabacines
3 dientes de ajo
1/2 kg. de tomates maduros
200 gr. de judías tiernas
250 gr. de champiñones
una zanahoria mediana
100 gr. de guisantes desgranados
una pizca de pimentón dulce
2 ramitas de perejil
aceite
un pimiento morrón
sal

Preparación:
1. Poner el arroz en remojo con la suficiente antelación (ocurre lo mismo que con las alubias, los garbanzos, las lentejas, etc.)
2. En una paellera poner a calentar el aceite y se doran en él las cebollas, finamente trinchadas. Cuando la cebolla

comience a tomar color dorado, se añaden las judías tiernas, previamente limpias y desprovistas de las briznas que contienen así como menudamente troceadas.

3. Luego se añaden las zanahorias, mondadas y cortadas a cuadraditos, así como las berenjenas cortadas a rodajas finas y los dientes de ajo enteros, aunque mondados. Se rehoga el conjunto durante unos quince minutos. Transcurrido dicho tiempo se añaden los champiñones, minuciosamente lavados, escurridos y cortados a laminitas.

4. A continuación se agregan los tomates maduros, previamente mondados y desmenuzados, o bien triturados; acto seguido se echan los guisantes, se corrige el punto de sal y se añade una pizca de pimentón. Se prolonga la ebullición, a fuego moderado, por espacio de 15 minutos.

5. Finalmente se echa el arroz, cubriendo luego el conjunto de agua. Se deja cocer el arroz durante 20 minutos.

6. Finalmente se deja reposar el arroz por espacio de 5 minutos, al tiempo que se adorna al gusto con perejil trinchado y algunas rodajitas de zanahoria.

ENSALADAS

Receta de Arroz Integral en Ensalada

Ingredientes:

¼ kg. de arroz integral

3 tomates

3 huevos cocidos

½ cebolla

Mostaza

Perejil picado

Sal

Pimienta

Aceite de oliva

Preparación:

1. Coloca 2 litros de agua en una cacerola, añádele sal y ponla a hervir.

2. Lava bien el arroz, asegúrate de enjuagarlo varias veces, hasta que el agua se vea más o menos clara y luego escurre.

3. A continuación, ya estando en ebullición el agua, agrégale el arroz. Deja cocer durante 20 o 30 minutos. Cuando esté cocido, escúrrelo y resérvalo.

4. En un recipiente aparte, mezcla 1 cucharada de mostaza, 1 cucharada de vinagre, 3 cucharadas de aceite de oliva, sal y pimienta.

5. Vierte la salsa anterior sobre el arroz.

6. Corta en rodajas el tomate y el huevo cocido.

7. Corta en cubitos muy pequeños la cebolla, y revuélvelos con el perejil, previamente desinfectado y picado.

8. Para servir, te sugiero lo hagas colocando en una círculo las rebanadas de tomate, en el centro el arroz, y coronando a éste, el huevo cocido. Espolvorea por encima la cebolla y el perejil.

Ensalada de espárragos y almendras

Ingredientes:

4 espárragos

2 alcachofas (corazón)

¼ de pimiento morrón

1 lechuga francesa mediana, lavada y desinfectada

Vinagreta de eneldo

Almendras y nueces troceadas y bien picadas para espolvorear y decorar

Preparación:

1. Poner a cocer al vapor las alcachofas y los espárragos.

2. Poner en un platón una cama de lechuga y colocar los espárragos y los corazones ya semi-cocidos (evitar que se cuezan de más para que no pierdan propiedades).

3. Poner encima los pimientos, rociar vinagreta y espolvorear las nueces con las almendras picadas.

Ensalada de brotes de soja

Ingredientes:
(6 personas)
1 taza de soja cocida
1 taza de brotes de soja
2 zanahorias tiernas
2 huevos duros

1/2 cebolla
Aceite
Jugo de limón
Sal
Pimienta
1 cucharada de perejil picado

Preparación:
1. Escurrir la soja cocida y dejar enfriar.
2. Lavar los brotes de soja, escurrir y agregar a la soja cocida.
3. Raspar las zanahorias, rallarlas y mezclar con la preparación anterior.
4. Colocarlos en una ensaladera y distribuir los huevos duros cortados en 1/ 2 rodajas.
5. Cubrir con la cebolla cortada en juliana.
6. Aderezar con una mezcla hecha con el aceite, el jugo de limón colado, la sal, la pimienta y el perejil.

Ensalada de cardos
Ingredientes:
(4 personas)
350 g de cardos limpios y cortados en trozos
1 cucharada de harina
1 mandarina (tanjarina)
1 huevo duro, picado
1/2 cebolla pequeña, picada
1 diente de ajo picado
1/2 pimiento (pimentón) rojo, picado
1/2 pimiento (pimentón) verde, picado
1 cucharada de perejil picado
6 cucharadas de aceite de oliva
3 cucharadas de vinagre
Sal

Preparación:

1. Calentar agua con sal en una cazuela al fuego, agregar la harina y los cardos y cocínelos hasta que estén tiernos. Si lo deseas puedes cocinarlos en olla a presión durante 30 minutos, ya que son bastante duros.
2. Mientras tanto, pelar la mandarina y picar la piel en trocitos muy pequeños.
3. A continuación, prepare una vinagreta en un recipiente, mezclando el huevo, la cebolla, el ajo, los pimientos, el perejil y la piel de la mandarina. Rocíe todo con el aceite y el vinagre, sazone y mezcle todo bien.
4. Cuando los cardos estén tiernos, escúrralos y viértalos en una ensaladera. Agregar los gajos de mandarina picados y rociar la ensalada con la vinagreta preparada.
5. Por último, mezcle todo con cuidado y sirva la ensalada.

Piquillos rellenos de Ensalada

Ingredientes:

2 piquillos
lechuga tipo iceberg
atún
huevo
mayonesa

Preparación:

1. Empezamos picando la lechuga a un tamaño pequeño, pero sin pasarnos, porque no podemos eliminar su textura de la receta.
2. Ahora mezclamos el atún, el huevo y la lechuga, con la mayonesa al gusto, digo al gusto porque es un ingrediente algo delicado.

3. Cuando tengamos la mezcla lista, solo tenemos que coger el piquillo con la mano y con la otra rellenarlo con una cucharilla.

Tomates rellenos de ensalada
Ingredientes:
(6 personas)
6 tomates
Media lechuga
1 lata pequeña de maíz
2 latas de atún
Sal
Aceite de oliva (opcional)
Medio limón

Preparación:

1. Limpiar bien los tomates, cortarles la parte de arriba y vaciarlos con la ayuda de una cuchara. Si lo deseas puedes reservar la parte de arriba que cortaste para usarla en la presentación.
2. Por otro lado, cortar la lechuga y mezclarla con el atún, el maíz, la pulpa del tomate, un poco de aceite de oliva, un chorrito de zumo del limón y sal al gusto. Con esta mezcla rellena cada tomate y servir.

Receta de tomates rellenos con atún
Ingredientes:
(4 personas)
4 tomates.
3 patatas.
100 grs de judías.
100 grs de guisantes.
2 zanahorias.

140 grs de atún en conserva.
1/2 lechuga.
4 cucharadas de mayonesa.
2 huevos.
Pimienta.

Preparación:
1. Pelar y cortar en dados las patatas y las zanahorias, trocear las judías y cocinar todo en agua y sal hasta que estén tiernas.
2. Hervir los huevos durante 10 minutos y cocinar los guisantes. Retirar la parte superior de los tomates, vaciarlos y trocea la pulpa.
3. Escurrir las verduras y una vez que estén frías mezclar con el atún, una pizca de pimienta, la lechuga cortada en juliana, la mayonesa y el revuelto de los huevos y tomate.
4. Rellenar y decorar con hojas verdes.

Ensalada de Salmón con Vinagreta de Limón
Ingredientes:
(2 personas)
Media lechuga al gusto
salmón ahumado
1 huevo duro
medio tomate
1 limón
vinagre
sal

Preparación:
1. Elaboramos la ensalada al gusto.
2. Empezamos preparando la lechuga, cortándola a trozos.
3. Cocemos en un cazo el huevo y cuando lo tengamos

hecho lo ponemos en la ensalada.

4. Partimos el tomate a trozos y por otro lado desmenuzamos un poco de salmón ahumado.
5. Cuanto tengamos la ensalada lista ponemos en un vaso el juego de un limón natural, le añadimos un poco de limón y sal. Los cítricos son algo complicados de acertar en cantidad, por lo que si nos gustan siempre estará bien dentro de unos criterios lógicos, pero si no vale más ser prudente.
6. Una vez tengamos la vinagreta lista, aliñamos la ensalada y estará lista.

PAVO

Pechuga de pavo a la plancha con majado

Ingredientes
Pechuga de pavo
Aceite
5 dientes de ajo
Vinagre o mostaza
Orégano, albahaca , perejil
Sal

Elaboración
1. Se machacan los ajos en el mortero y se le añaden los demás ingredientes
2. Se pasan las pechugas por el majado , o se deja durante unas horas en la nevera
3. Echar a la plancha directamente sin añadirle más aceite.

Ossobuco de pavo guisado

Ingredientes:

2 piezas de ossobuco por persona.
300 gr de tomates maduros.
4 dientes de ajo.
Sal y pimienta.
1 vasito de coñac.
1 vaso de caldo de pollo (o agua)
Guisantes congelados.
Aceite de oliva.

Preparación:

1. Poner aceite en una cazuela, cuando esté caliente poner los trozos de ossobuco salpimentados.
2. Dóralos por ambos lados. Mientras con un batidor trituramos los tomates pelados y los dientes de ajo.
3. Cuando esté bien dorado le añadimos los tomates y los ajos, bajamos el fuego y lo dejamos sofreír. Cuando veamos que el tomate está a nuestro gusto le añadimos el coñac, le damos un par de vueltas para que se impregne todo y dejamos reducir un poco, después le añadimos el caldo de pollo y los guisantes, lo dejaremos cocer más o menos unos 20 minutos. Vamos vigilando que no se quede sin caldo, te tiene que quedar una salsa espesa.

Estofado de pavo al vino moscatel

Ingredientes:

800 gramos de recortes para estofar de pavo
1 vaso de moscatel
3 tomates
3 zanahorias

1 pimiento verde
1/2 cebolla
2 dientes de ajo
Perejil
Agua
Aceite de oliva
Sal y pimienta.

Preparación:
1. Troceamos los recortes de pavo si fuera preciso, para dejar todos los trozos de un tamaño similar.
2. Salpimentamos.
3. Troceamos pequeñito, los tomates, la cebolla, las zanahorias, el pimiento, el ajo y el perejil. Lo pochamos todo lentamente en la misma olla donde vayamos hacer el estofado y con un generoso chorreón de aceite.
4. Cuando todo esté listo, agregamos los trozos de pavo removemos y mezclamos y dejamos que se vayan dorando un poquito.
5. Cuando ya estén dorados, les agregamos el moscatel y 2 vasos de agua.
6. Dejamos que cueza a fuego lento, hasta que la carne este blanda.
7. Si se consume demasiado el agua y todavía tiene que hervir más, podemos añadirle más agua durante la cocción.

Pavo relleno

Ingredientes

(10 personas):

1 pavo grande, de al menos 4 kilos.

1/2 kilo de magro de cerdo picado.
200 g de cebolla.
200 g de ciruelas pasas.
100 g de miga de pan.
1 vaso de leche.
100 cl de vino de Jerez.
200 ml de vino blanco.
Sal.

Preparación:

1. Deshuesar el pavo por el espinazo. Intentar no quebrar la piel al hacerlo.
2. Dejar las ciruelas pasas macerando durante una hora con el vino de Jerez. Empapar la miga de pan con la leche.
3. Ablandar la cebolla bien picadita a fuego lento en un poco de aceite o mantequilla.
4. Mezclar todos los ingredientes con el magro de cerdo y hacer con ellos una bola. Echarle sal y pimienta al gusto.
5. Rellenar entonces el pavo.
6. Acto seguido se cose la piel del pavo, le pasamos alrededor un cordel fino para que mantenga su forma tras la cocción (bridar), lo untamos con aceite de oliva y lo ponemos durante dos horas al horno a una temperatura de 180ºC. No olvidar regar de cada 15 0 20 minutos con el jugo que suelta para evitar que se reseque.
7. Pasadas estas dos horas, procedemos a desglasar la placa en la que estaba colocado el asado. Para realizar el desglase, poner dicha placa al fuego y añadirle un vasito de vino blanco. A la salsa resultante hay que agregarle un 1/4 l de caldo de ave y mover con cuidado. Añadirle ahora un poco de harina de maíz previamente

disuelta en agua. Llevarlo todo a ebullición, apagar, colar y comprobar cómo está de sal.

8. Servir el asado al tiempo que la salsa de desglase, aunque puesta aparte, e ir cortando en filetes a medida que se vaya consumiendo. Lo más tradicional en cuanto a acompañamiento es el puré de manzana* o de arándanos.

Para preparar el puré de manzana utiliza 1 kilo de manzanas, 4 cucharadas de azúcar, agua, 2 cucharadas de manteca y sal. Has de cocer las manzanas peladas al baño maría hasta que estén blandas. Luego aplastas su pulpa mezclándola con el agua y el azúcar, procurando que no quede demasiado líquido.

Rollitos de pavo con verduras.
Ingredientes:
2 filetes de pechuga de pavo
Media cebolla dulce
1 tomate,
Pimiento rojo y verde al gusto
Un puñado de uvas pasas.

Preparación:

1. Cocinar las verduras cortadas en tiras y las uvas pasas en una sartén con un poco de aceite de oliva hasta que se queden totalmente hechas.
2. Una vez preparada la verdura extendemos los filetes de pechuga y se recubren con las verduras preparadas.
3. Se enrollan a modo de rollo de primavera y se coloca un palillo para que no se deshagan. Se cocinan en la plancha y les vamos dando vueltas cada poco tiempo hasta que estén hechos.

Pechuga de pavo con queso y tomates secos
Ingredientes:
(6 personas)

6 filetes de pechuga de pavo
1 cebolla grande
500 gr. de champiñones limpios y cortados en láminas
1 bote de zanahorias baby
1 lata de puntas de espárragos
aceite de oliva
6 filetes gorditos de queso de Tetilla
6 tomates secos en aceite
un poco de cebolla en polvo
un poco de perejil fresco picado
2 dientes de ajo muy picados
1 cucharadita de pimentón dulce
sal y pimienta

Preparación:
1. Mezclar la cebolla en polvo con el pimentón, el perejil y los dientes de ajo picados.
2. Añadir un poco de aceite de oliva y mezclar bien.
3. Pincelar los filetes de pechuga de pavo con este adobo y dejar en la nevera al menos dos horas.
4. En una sartén con un poco de aceite poner la cebolla cortada menuda y dejar que se ponche; cuando esté algo tierna, añadir los champiñones bien limpios y cortados en láminas y dejar que se salteen, luego agregar las zanahorias baby bien escurridas y las puntas de espárragos y dejar unos minutos más. Reservar.
5. Una vez marinadas las pechugas hacerlas en una sartén con un poco de aceite, de forma que queden hechas pero jugosas. Ya hechas, poner en cada una de ellas un

filete de queso de tetilla y un tomate seco en aceite, darles un golpe de horno fuerte y cuando comience a fundirse el queso retirar y servirlas de inmediato puestas sobre el sofrito de verduras.

Pavo con verdura

Ingredientes

1 chorro de aceite
2 dientes de ajo fileteados
2 cebollas
1 puerro
1 pimiento verde
1 pimiento rojo
2 zanahorias
3/4 k de pechuga de pavo
1 copa de vino de brandy
1 pastilla de caldo de pollo o carne
Agua
Sal
Pimienta

Preparación

1. Triturar el puerro, los pimientos, la cebolla, las zanahorias y el ajo, ya sea picándolas con un cuchillo en una procesadora. Cuando esté listo, todas estas verduras, ponerlas a saltear en una olla con aceite.

2. Mientras esto se cocina, sellar los trozos de pavo. Al dorar, añadir la carne a la olla. A continuación, echar el vino, la pastilla diluida en un poco de agua y abundante agua para cubrir toda la comida.

69

3. Dejar cocinar media hora a fuego lento con la olla tapada y luego quitarla y cocinar durante diez minutos para que la salsa tome consistencia.

4. Antes de retirar, salpimentar, remover unos segundos y lista para comer.

Estofado de pavo con patatas

Ingredientes (4 personas)

1 kilo de pavo troceado.
1 zanahoria.
1 cebolla.
1 pimiento verde.
1 tomate variedad pera.
250 gramos de patatas.
2 pimientos del piquillo.
8 cucharadas de aceite de oliva.
Sal.

Preparación:
1. Salpimentamos los trozos de pavo con sal y doramos en una sartén con 4 cucharadas de aceite caliente.
2. En una cazuela sofreímos con otras 4 cucharadas de aceite, la cebolla, el tomate, el pimiento verde y la zanahoria todo ello cortado en brounoisse (en cuadrados pequeños).
3. Cuando esté dorada la verdura incorporamos los trozos de pavo salteados con un poco de agua.
4. Dejamos cocer por espacio de 1 hora.
5. En ese momento añadimos las patatas peladas y cortadas en trozos grandes, que se vean.
6. Añadimos los pimientos del piquillo cortados en tiras y dejamos cocinar el conjunto durante 20 minutos.

7. Reposamos el guisado 30 minutos antes de servir.
8. Ponemos a punto de sal y servimos caliente el guisado acompañado de las patatas y del pimiento del piquillo.

Pavo guisado con macarrones
Ingredientes:
500grs. De pechuga de pavo cortada en dados.
4 zanahorias.
4 dientes de ajo.
2 cebollas.
1 puerro.
guisantes.
perejil.
tomillo.
caldo de verduras
tomates bien triturados o una lata grande.
250 gramos de macarrones.
azafrán .
aceite y sal.

Preparación:
1. Rehogamos las cebollas, el puerro y los ajos picados. Cuando se pochen ponemos los dados de pechuga y les damos vueltas, cuando blanqueen le añadimos un chorro de brandy y dejamos que se evapore, a continuación el tomate y tapamos durante cuatro minutos.
2. Añadimos los guisantes.
3. Cuando vuelva a hervir la pasta cubrimos con el caldo, removemos, añadimos el azafrán y el tomillo, dejamos cocer entre 7 y 9 minutos.

POLLO

Pollo con piña y mandarina
Ingredientes
1/2 cucharadita de aceite
100 gr de pechuga de pollo sin piel
Ajo en polvo,
Sal y pimienta al gusto
2 cucharaditas de fécula de maíz
Jengibre fresco picado finamente al gusto
1/2 taza de pina de lata, sin azúcar, en trozos
1/3 de taza de supremas de mandarina de lata
1/8 de taza de garbanzos de lata
1/2 cucharaditas de almendras fileteadas

Preparación:
1. Calienta al aceite en una sartén antiadherente.
2. Corta el pollo en trozos y dora en el aceite dándole vuelta; agrega sal, pimienta y ajo al gusto.
3. Combina la fécula con un poco de agua y vierte al pollo, espolvorea con el jengibre y añade la pina, las supremas y los garbanzos.
4. Revuelve bien hasta que espese un poco y esté todo bien cocido.
5. Sirve de inmediato espolvoreando con las almendras.

Pollo al jengibre

Ingredientes
750 gr de pechuga de pollo sin piel ni hueso, en cubos
8 zanahorias peladas y en trozos
3 cucharadas de jengibre fresco
1 taza de agua

1/2 cucharadita de pimienta de Jamaica
1/8 de cucharadita de pimienta blanca
2 cucharadas de fécula de maíz
600 gr de pina en trozos, de lata y escurrida (reserva el jugo)
1/2 taza de castañas de agua rebanaditas

Preparación:
1. En una olla de presión grande mezcla el pollo, el jengibre y los siguientes tres ingredientes.
2. Tapa y cocina a fuego bajo de siete a ocho horas o a fuego alto de tres a cuatro horas o hasta que el pollo esté bien cocido.
3. En un recipiente chico combina el jugo de pina que reservaste y la fécula; combina hasta que suavice.
4. Incorpora a la olla y remueve constantemente. Integra los trozos de pina, las castañas a la olla.
5. Tapa y cocina a fuego alto de 20 a 25 minutos o hasta que la mezcla espese.

Noodles con verduras y pollo al wok
Ingredientes:

Un paquete de noodles
Verduras variadas, en mi caso utilicé:
Puerro
Pimiento
Zanahoria
Tomates cherry
1 pechuga de pollo
Salsa de soja
Sal
Aceite de girasol o aceite especial para wok

Preparación:

1. Ponemos el wok al fuego y una vez que está caliente añadimos un poco de aceite de girasol donde sofreímos la pechuga de pollo. Una vez dorada la sacamos y reservamos para luego.
2. Añadimos las verduras cortadas en juliana y las sofreímos. Mientras ponemos una olla con agua a hervir y cuando rompe el hervor añadimos los noodles. Los cocemos 3 o 4 minutos hasta que estén blandos. Lo mejor es fijarse en las instrucciones del paquete, sino los vamos probando hasta que estén blandos.
3. Una vez cocidos los noodles los añadimos al wok junto con las verduras y añadimos también el pollo, regamos con un chorro de salsa de soja al gusto y servimos enseguida.

Tener en cuenta que la salsa de soja es salada y tendremos que salar los ingredientes pero con moderación.

Albóndigas de pollo con fideos en salsa de soja
Ingredientes:
(4 personas)

250 gramos de fideos chinos.
400 gramos de pechuga de pollo.
1 huevo.
1 diente de ajo.
50 gramos de cebolla.
300 ml de aceite de oliva para freír.
1 plato de harina.
3 gramos de sal.

Para la salsa de soja:

1 cebolla.
1 pimiento verde.
1 zanahoria.
1 tomate fresco.
4 cucharadas de salsa de soja

Preparación:

1. Deshuesamos la pechuga de pollo y le quitamos la piel. Picamos el diente de ajo y mezclamos con la pechuga de pollo junto con el huevo.
2. Ponemos a punto de sal la masa de las albóndigas y hacemos unas bolitas, que enharinamos a continuación y freímos ligeramente para que cojan color por el exterior.
3. En una cazuela y con un poco del aceite que hemos empleado para freír las albóndigas, sofreímos la verdura de la salsa cortada en tiras y el tomate cortado en trozos.
4. Una vez hecho el sofrito, añadimos la salsa de soja y trituramos hasta formar una salsa cremosa.
5. Probamos el sabor y damos un punto de dulzor con una pizca de azúcar o con una sacarina si hiciese falta.
6. Salseamos las albóndigas con la salsa y las dejamos cocer con la salsa durante 10 minutos.
7. Servimos las albóndigas calientes y mejor reposadas de un día para otro (las conservamos en el frigorífico y les damos un hervor justo antes de servir) y servimos con unos fideos chinos previamente cocidos 3 minutos en agua hirviendo con unas gotas de salsa de soja y 4 cucharadas de aceite de oliva y posteriormente escurridos.

PESCADO

Salmón a la espinaca

Ingredientes:

(4 personas)

750 gramos de salmón

1 cebolla mediana

5 cucharadas de Aceite de oliva

Eneldo, 1 ramillete

¼ de taza de caldo de pescado

Sal de mar al gusto

375 gramos de espinaca fresca, lavada y desinfectada

2 cucharaditas de vino blanco (opcional)

30 gramos de huevas de salmón

1 cucharadita de harina integral

1 cucharadita de comino en grano

Pimienta molida al gusto

Preparación:

1. Quitar la piel y las espinas al salmón, y cortarlo en filetes finos.
2. Cocer las espinacas en agua y sal durante 10 minutos; colar, escurrir y picarlas.
3. Pelar la cebolla y picarla muy menuda.
4. Calentar la mitad del aceite en una sartén y rehogar la cebolla hasta que esté transparente.
5. Incorporar las espinacas y rehogar durante 5 minutos. Agregar la harina, mezclar bien y regar con el vino y el caldo sin dejar de mover. Cocer durante 5 minutos moviendo a menudo.
6. Engrasar con aceite el fondo de una fuente refractaria,

poner unas ramitas de eneldo, colocar la tercera parte del salmón sobre él y salpimentar.

7. Colocar la mitad de las espinacas sobre los filetes de salmón, poner salmón sobre éstas, salpimentar y cubrir con las espinacas restantes, terminando con el salmón restante. Salpimentar, agregar el comino y más eneldo, rociar con el resto del aceite y tapar con papel de aluminio.

8. Meter en el horno, previamente calentado durante 15 minutos a potencia fuerte. Sacar y servir con las huevas de salmón por encima.

Atún con vinagreta de cogollo y verduras con queso

Ingredientes:
(4 personas)
1 Ijada de atún.
2 pimientos morrones asados.
1 calabacín.
4 quesitos cremosos.
½ cogollo de lechuga.
10 cucharadas de aceite de oliva virgen.
3 cucharadas de vinagre de sidra.
Sal.

Preparación:
1. Cortamos el cogollo de lechuga, lo lavamos e introducimos en una cazuela con un poco de agua fría hasta cubrir y sal.

2. Cuando comienza a hervir el agua sacamos el cogollo de esta cazuela y lo refrescamos bajo el chorro de agua fría.

3. Trituramos este cogollo con la batidora junto con el

vinagre de sidra, el aceite de oliva virgen y una pizca de sal y reservamos en la nevera esta vinagreta hasta el momento de su utilización. Si estuviese un poco amarga se puede añadir una pizca de azúcar.

4. Asamos la ijada de atún untada de aceite de oliva y ligeramente salada en una fuente de horno junto con los pimientos previamente asados y las láminas de calabacín.
Introducimos en el horno precalentado a 180° C durante 20 minutos.

5. Una vez cocinada la ijada de atún sacamos del horno y reservamos.

6. Sobre los pimientos asados y calientes y las rodajas de calabacín colocamos unos trocitos de quesito cremoso y volvemos a introducir al horno hasta que el queso se endurezca encima de las verduras.

7. Presentamos el plato con la ijada de atún troceada, decorando las verduras con el queso y salseamos ligeramente con la vinagreta de cogollo de lechuga.

Salmón en papillote
Ingredientes:
(4 personas)
4 rodajas de salmón
4 patatas (papas) medianas
8 hojas de laurel
1/2 taza de mayonesa
Sal

Preparación:
1. Lavar las patatas y sin pelar, envolverlas en papel de aluminio. Introducirlas en el horno, precalentado a 200° C, cocinar durante 45 minutos.

2. Mientras tanto, lavar las rodajas de salmón, secarlas con papel absorbente y sazonarlas.
3. Poner 1 hoja de laurel por cada lado de las rodajas y envolverlas por separado en papel de aluminio, doblando bien los extremos para que cada paquete quede bien cerrado y no se escape el vapor.
4. A continuación, cuando las patatas estén asadas, retírelas del homo e introducir los papillotes de salmón, colocándolos en el horno sobre la rejilla central. Asar durante 8 minutos.
5. Seguidamente, retirarlos del horno, desechar el papel de aluminio y las hojas de laurel y coloque cada rodaja en un plato tibio.
6. Por último, desenvolver las patatas, cortarlas por la mitad y colocarlas en los platos con el corte hacia arriba. Decorar el salmón con un poquito de mayonesa y servir con la mayonesa restante en salsera aparte.

Sopa de pescado y marisco
Ingredientes:

Sobras de pescado
100 grs. de berberechos
100 grs. de mejillones
4 o 5 vieiras
6 langostinos
1 cebolla pequeña
1 diente de ajo
1/2 cucharadita de pimentón
1 cucharada de tomate frito
Caldo de pescado

Preparación

1. Con sobras de pescado como pueden ser unas raspas de merluza y unas cabezas de langostinos, un tomate cortado en dos, unos ajitos tiernos y una zanahoria, se prepara el caldo.
2. En una tartera, poner un par de cucharadas de aceite de oliva, cebolla picada y ajo. Añadir los langostinos cortados en trozos muy pequeños y dorar ligeramente.
3. Añadir el pescado que había sobrado, bien limpio y sin ninguna espina.
4. Espolvorear con el pimentón y añadir el tomate frito. Cubrir con el caldo y dejar hervir 5 minutos.
5. Añadir los berberechos abiertos al vapor y seguidamente los mejillones.
6. Dorar las vieiras con un poco de aceite.
7. Servir la sopa en los platos y, en cada uno de ellos, poner dos vieiras pinchadas con un palito de bambú.

Pescado en salsa marinera
Ingredientes:

Pescado en rodajas o filetes.
12-15 Almejas, coquinas o similar.
8-10 Mejillones sin cáscara.
Guisantes.
Caldo de pescado, 1/2 litro.
Perejil picado.
1 Cebolla.
2 dientes de Ajo.
Vino blanco. Un vaso.
Pimentón.
Sal.

Preparación:

1. En una cazuela con 4 cucharadas de aceite ponemos a pochar (fuego lento y un puñado de sal por encima) la cebolla y los ajos, lentamente y cortado muy finito, para que casi ni se aprecie posteriormente en el plato.

2. A continuación regamos con un vaso de vino blanco y una vez reduzca (se queme el alcohol) añadimos las almejas (o coquinas, chirlas, etc) y seguido añadimos el caldo de pescado, los guisantes y los mejillones. Si no tenemos caldo podemos añadir agua junto a media pastilla de concentrado de pescado.

3. Cuando comience a hervir introducimos las rodajas o filetes de pescado (que no sean finas) y espolvoreamos con pimentón dulce y el perejil para dejar cocinar a fuego medio no más de 5 minutos, ya que el pescado con más cocción nos quedaría seco.

4. Normalmente la salsa queda suficientemente ligada, (espesa) no obstante si queréis incrementarlo, sólo debéis añadir media cucharada de harina y remover un poco antes de apagar el fuego.

Pescado en Salsa Blanca

Ingredientes:

4 trozos de pescado de 125g cada uno salpimentados al gusto
2 cdas. de aceite de oliva
Salsa:
1 cdta. de perejil finamente picado
2 cdas. de cebolla rallada
1 cda. de mantequilla

1 lata de Leche Evaporada
2 tazas de agua
1 sobre de Crema de Hongos

Preparación:

1. En una sartén derretir la mantequilla a fuego alto y sofreír el perejil y la cebolla por 1 minuto.
2. Licuar los demás ingredientes de la salsa y agregar a la mezcla anterior; cocinar hasta que la salsa espese.
3. Aparte, calentar el aceite de oliva a fuego alto y dorar los trozos de pescado por 4 minutos de cada lado. Dejar cocinar por 8 minutos o hasta que esté cocido.
4. Bañar el pescado con la salsa preparada y servir de inmediato.

Rodaballo en salsa de frutos secos

Ingredientes:

1 Kg. Rodaballo limpio, sin piel y en rodajas
1 Manzana verde
2 dientes de ajo
70 gr. pistachos pelados
50 gr. mantequilla
1 cebolla
2 zanahorias
1 pomelo
Salvia
Sal y pimienta

Preparación:

1. Lavar, secar y salpimentar el rodaballo. Pelar y cortar en juliana fina la cebolla, Pelar y rallar, las zanahorias y la manzana. Partir por la mitad y exprimir el pomelo.
2. Pelar los ajos y los pistachos. Machar en un mortero los ajos, la salvia, los pistachos e incorporar el zumo de pomelo. Reservar.
3. Poner a calentar una sartén con mantequilla, cuando se

haya derretido echar la cebolla, las zanahorias, las manzanas, salpimentar y saltear durante unos minutos, agregar el majado reservado anteriormente y dejar que cueza durante cuatro minutos. Si la salsa se reduce mucho, añadir un poco de agua.

4. Precalentar el horno, cuando esté caliente, colocar el rodaballo en una bandeja de horno previamente engrasada, salpimentar, regar con la salsa y meter en el horno 20 minutos a 180 °C. Si se desea, se puede servir con una guarnición de patatas asadas

Arroz con pulpo

Ingredientes

Aceite, 4 cucharadas
Cebolla, 4 pequeñas y tiernas
Tomate, 2
Pimentón, 1/2 cucharada
Pimiento rojo, 1
Arroz, 2 cucharadas grandes
Pulpo, 2kg.

Preparación

1. Se pone a cocer el pulpo.
2. Una vez cocido, en una cazuela de barro con aceite se rehogan las cebollas picadas, el pimiento y los tomates y el pulpo troceado, removiendo continuamente para que no se pegue.
3. Una vez dorado, se agrega una cucharada de agua de cocer el pulpo y se deja todo en el fuego durante unos minutos, agregándole más agua si fuera necesario.
4. Cuando está todo a punto, se añaden los dos cucharones

rasos de arroz. Se deja rehogar unos minutos y se agregan a continuación 10 cucharones de agua aproximadamente.

5. Se sala a gusto y se deja hervir durante 20 minutos. Se sirve bien caliente.

Merluza a las finas hierbas

Ingredientes

Sal
Pimienta
Cebolla
Puerro
25gr. De Harina
50gr. De Mantequilla
1 Tomate
Fumet de pescado,
2 dientes de ajo
100ml. de vino blanco
Merluza
100ml. De Nata líquida
Perejil
Perifollo
Estragón
Orégano

Preparación:

1. Con las espinacas y la cabeza de la merluza, colocadas en un cazo con agua junto con la cebolla, el tomate y parte del puerro, se prepara un "fumet", dejando hervir todo durante unos 15 minutos.

2. En una placa de horno, bien engrasada con mantequilla y espolvoreada con puerro y ajo, muy finamente picado, se colocan los trozos de merluza sazonados con sal y pimienta blanca. Se moja hasta la mitad con el vino blanco y el "fumet". se cubre con un papel engrasado con mantequilla y se pone en el horno, alrededor de 15 minutos, sin dejarlo hervir y cuidando de que los filetes no se deshagan.

3. Después se vierte el fondo de la cocción en una cacerola. Se reduce mucho, y se añade un poco de nata y las hierbas aromáticas.

4. Esta salsa obtenida, se mezcla con un "veloute" hecho con un poco de mantequilla derretida, a la que se le mezcla la harina y después se vierte ½ l. de "fumet" que se dejará hervir durante unos minutos. Con esta salsa, se cubren los filetes en el momento de servir.

5. Se puede acompañar con patatas hervidas.

Filete de pescado en tempura

Ingredientes:

8 rebanadas de pescado
1 huevo
1 taza de harina
1 taza de leche

2 tazas de caldo de pollo

1 cucharada de pimienta molida

1 cucharadita de polvo para hornear

Aceite

Preparación:

1. Colar el caldo de pollo, la harina, el polvo para hornear y la pimienta, para asegurarnos que la pasta quede bien fina.
2. Mezclar todo con los huevos y la leche hasta quedar una pasta tersa; dejar reposar 15 min.
3. Enharinar las rebanadas de pescado y sumergirlas en la preparación anterior; freír a fuego medio-bajo, retirar y escurrir sobre papel absorbente.
4. Servir con ensalada.

POSTRES

Batido de plátano *(esta fruta es además rica en lisina y otros aminoácidos esenciales)*

Ingredientes:

1 plátano

Un vaso de leche de almendras

1 pera dulce o un mango

Una cucharada de amaranto

Melaza de cereal

Preparación:

1. Batir todo, agregar más leche de almendras de ser necesario o al gusto de espeso.

2. Beber sin colar, despacio. Este licuado es muy nutritivo, equivale en nutrientes a un desayuno completo.

Arroz integral de leche con Canela

Ingredientes:

250 g de arroz integral previamente cocido

3 cucharadas de mantequilla

1 litro de leche

1 lata de leche descremada

Canela en polvo

Pasitas
Azúcar morena al gusto

Preparación:

1. En una cacerola, calentar las leches.

2. Agregar el arroz integral cocido, la canela, las pasitas, la mantequilla y el azúcar morena.

3. Cuando la mezcla hierva, bajar el fuego y dejar así unos 10 min.

4. Servir espolvoreando canela y pasitas. Un postre exquisito.

Tarta de brotes de soja y pescado

Ingredientes:
(4 personas)

3 /4 de taza de desayuno de harina de trigo

1/4 de taza de harina de soja desgrasada

1/2 cucharadita de sal fina

75 g de margarina

1 huevo

Relleno

1 taza de pescado hervido desmenuzado

1/2 taza de brotes de soja

1/2 taza de salsa golf *(La salsa golf, es una salsa básica que consiste en agregar a la mayonesa tradicional salsa de tomate tipo ketchup y acompaña muy bien varios platos. Es muy fácil de preparar)*

2 huevos duros

1 tomate para decorar

Preparación

1. Poner en un bol la harina de trigo tamizada con la harina de soja y la sal.
2. Agregar la margarina y desmenuzar hasta formar granos del tamaño de los de arroz.
3. Unir con el huevo batido, formar un bollo tierno, estirarlo y forrar una tartera enmantecada de 18 cm.
4. Rellenar la tarta con los ingredientes del relleno mezclados, decorar con los huevos y el tomate cortados en rodajas.

Helado de dátiles

Ingredientes:

1 Litro de Leche
8 Yemas de Huevo
¼ de kilo de Azúcar
¼ de kilo de Dátiles
La piel de un Limón y medio litro de Agua

Preparación:

1. En un bol se mezclan el azúcar y las yemas que previamente se habrán revuelto con el agua tibia.
2. Se bate ligeramente la mezcla con una espátula de madera sin llegar a formar espuma.
3. Se mezcla a continuación la leche hirviendo con la piel del limón y se observa si levantando la espátula queda cubierta de un velo viscoso. De no ser así se vuelve a poner el recipiente sobre el fuego, revolviendo la crema hasta conseguir su cuajado preciso.
4. Luego se deja enfriar y se pone en el congelador.
5. Antes de completar su congelación se mezcla a la crema los Dátiles deshuesados y triturados lo más finamente que se pueda.

Torta de dátiles

Ingredientes:

300 gms. De azúcar.

180 gms. de almendras en polvo.
120 gms. de dátiles en conserva, sin semillas y picados.
4 Huevos
150 gms. de mermelada de frambuesa.
60 gms. de azúcar en polvo.
30 gms. de mantequilla.
1 cucharadita. De Leche
Aceite
1 cucharada de ron

Preparación:

1. Batir aparte las claras de huevo a punto de nieve bien firme y batir las yemas con la mitad del azúcar, hasta que se pongan blancas y espumosas. Incorporar las almendras a la crema de yemas.
2. Poco a poco, agregar algunas cucharadas de las claras a punto de nieve cuando la masa tenga suficiente consistencia.
3. Después añadir los dátiles y el resto de las claras batidas, trabajando la mezcla con cuidado.
4. Dividir en dos moldes previamente engrasados y póngalos em el horno a 180°C durante unos 40 minutos.
5. Desmoldamos las tortas en una bandeja de rejilla y las dejamos enfriar. Con un cuchillo dentado, cortar una por la superficie y untar con la mermelada de frambuesa. Coloque encima la otra torta. En una cazuela aparte a fuego lento, mezclar el azúcar en polvo, la leche y el rón.
6. Verter el glaseado caliente sobre la torta y distribuir con una espátula de manera uniforme. Haga un caramelo con 150gms. de azúcar y 2 cucharadas de agua.

7. Verter el caramelo sobre una hoja de papel de horno, extender con una espátula de metal untada en aceite y dejar que se enfríe.
8. Por último se distribuye el caramelo alrededor de la torta.

Tarta de plátanos y coco

Ingredientes:
(6 personas)

1 rollo de hojaldre
1 dl de leche
80 g de coco rallado
125 g de azúcar
2 huevos
unas copitas de ron
60 g de azúcar
4 ó 5 plátanos

Preparación:
1. Calentar el horno a 180°-200°. A continuación extender la pasta en una tartera y agujerearla con un tenedor.
2. Cocer la pasta durante unos 15 m, mientras tanto batir los huevos y añadir el coco y el azúcar. Hervir la leche e ir añadiendo poco a poco al resto de la mezcla y llevar a ebullición para que espese.
3. Fuera del fuego, añadir una copita de ron, verter la mezcla sobre la pasta y decorar con rodajas de plátano.
4. Cocer todo durante 10 minutos en el horno a 180°-200°

Asado de frutos secos

Ingredientes

1 Cebolla
2 Dientes de ajo
180gr champiñones
Harina
300 ml caldo vegetal (agua + cubito)
Sal y pimienta
Aceite de oliva
175 gr pan rallado
175 gr frutos secos picados (una mezcla de los que más le gustan)
1 cucharada de salsa de soja
1/2 cucharadita de hierbas provenzales
medio vaso de vino blanco

Preparación

1. Precalentar el horno a 190°
2. Sofreir la cebolla troceada a fuego medio/lento durante 5-10 minutos hasta que esté blanda. Añadir el ajo picado y los champiñones troceados. Mantener al fuego durante unos minutos, a continuación esparcir una cucharada de harina encima y remover bien.
3. Añadir el vino. Remover y subir el fuego. Añadir el caldo de verdura, y seguir removiendo. Cuando rompa a hervir, bajar el fuego y dejarlo a fuego lento durante 3 minutos y quitar del fuego.
4. Añadir los frutos secos picados, el pan rallado, la salsa de soja, las hierbas, sal y pimienta. Mezclar todo muy bien.
5. Vaciar la mezcla sobre una tabla de madera o la mesa

de la cocina encima de una capa fina de harina (para que no se pegue). Darle una forma de rectángulo y cubrirlo con harina por todos los lados.

6. Colocar en una fuente de horno bien engrasada, y meterlo en el horno durante 30 ó 40 minutos.

Platanos asados

Ingredientes
(4 personas)

4 plátanos
4 cucharaditas de azúcar morena o miel
nata montada

Preparación

1. Colocar los plátanos, con piel, en una fuente llana, resistente al calor.
2. Meter en el horno durante 20 minutos a 170°, hasta que la piel esté completamente negra.
3. A continuación pelar la mitad superior del plátano, espolvorear el azúcar o la miel y cubrir generosamente con la nata.

Tarta de plátano con caramelo y chocolate

Ingredientes:
(6 personas)

20 galletas digestive
100 grs. de mantequilla
Un bote de leche condensada
3 plátanos
Nata montada
Media tableta de chocolate negro

Preparación

1. Meter las galletas en una bolsa de plástico, y machacar con cualquier objeto que logre hacerlas migas (una botella, una espátula de madera, un martillo, un mortero…...).
2. Poner las migas de las galletas en un recipiente. Fundir la mantequilla a fuego muy lento y mezclarlo muy bien con las migas de galletas. Luego colocar la mezcla en una fuente redonda, y apretar muy bien hasta formar una base. Se mete en el frigorífico durante una hora.
3. Mientras tanto poner un cazo de agua al fuego y una vez que hierve, poner el bote de leche condensada (sin abrir) dentro. Dejar hervir el bote durante al menos 15 minutos. Luego sacar y abrir con cuidado con un abrelatas. Si no dispone de un abrelatas con asa, enfriar el bote debajo del grifo de agua fría antes de abrir. Con este proceso la leche estará hecha caramelo.
4. Verter el contenido de todo el bote encima de la base de galleta, y dejar enfriar.
5. Una vez frío el caramelo, cortar en rodajas los plátanos y colocar encima. Rallar el chocolate, y repartir por toda la tarta.
6. Por último colocar dentro de la nevera durante al menos 2 horas y servir con nata montada.

CAPÍTULO 5
Otros remedios y nutrientes naturales

Homeopatía

Nux vómica

La Nux vómica llegó a Europa desde el sudeste de Asia, produce la estricnina, un alcaloide tóxico en sus semillas. Los médicos de la antigüedad encontraron sus propiedades estimulantes, digestivas y nerviosas. Su nombre común es maracán o nut Vómica, y se originó en Asia, donde crece en bultos de arena en los bosques secos de la India, Tailandia, China, Birmania y Australia.

Por su parte la homeopatía utiliza las semillas, maduras y maceradas en alcohol, para llevar cabo diversos preparados con múltiples aplicaciones. Entre ellos podemos destacar su efecto en aquellas personas adictas al trabajo, que están sufriendo de estrés, y que cometen demasiados excesos.

También se aplica en casos similares como la resaca, trastornos del sueño, insomnio e irritabilidad y pacientes que sufren de un consumo excesivo de alcohol, café y estimulantes. Por otro lado, se aplica a diversos trastornos acompañados de vómitos y náuseas, diarrea, contracciones abdominales y dolores de calambres. También en las mujeres en los casos de cistitis, dolores espasmódicos y la constante urgencia de orinar.

Pulsatilla

La Pulsatilla Nigricans originalmente sólo se encontraba en el extremo norte de Europa, incluyendo Escandinavia, pero se ha extendido a numerosas partes del sur de Europa.

La Anémona Pulsatilla, que se utiliza con mayor frecuencia en las hierbas medicinales tiene un hábitat más amplio que incluye la mayoría de los bosques naturales de Europa, Gran Bretaña y en partes de Rusia y Asia.

Es una planta perenne que no crece mucho más alto de seis pulgadas, presenta raíces gruesas y hojas peludas. Las flores son de color púrpura oscuro, forman la parte más alta de la planta, un máximo de dos pulgadas de diámetro, aparecen en primavera y luego otra vez en verano.

El uso de la Pulsatilla con fines medicinales se remonta a la Grecia antigua, cuando se utiliza para curar los ojos llorosos. En la época romana se utilizaba para las infecciones oculares, cataratas y deterioro de los dientes.

Generalmente se utiliza frente a los síntomas de la claustrofobia, el catarro sofocante y los ojos irritados.

Árnica

El Árnica se ha utilizado desde hace siglos. Las raíces contienen derivados del timol, que se utilizan como fungicidas y conservantes. El Árnica se usa actualmente en la preparación de linimentos y pomadas utilizadas para torceduras, esguinces y contusiones. Las preparaciones comerciales de árnica se utilizan con frecuencia en el deporte profesional.

Los derivados de timol que se concentran en las raíces de las plantas provocan una vasodilatación efectiva de los capilares sanguíneos subcutáneos. Por tanto su uso se extiende a problemas como la artritis y el resentimiento muscular, causantes en numerosas ocasiones de una mala calidad de sueño.

Arsenicum

El Arsenicum es un remedio común para los problemas agudos y crónicos. Como remedio constitucional, el Arsenicum puede ser adecuado para personas exigentes y ordenadas, meticulosos en el trabajo y el hogar. Varios tipos de Arsenicum son efectivos ante el exceso de trabajo, especialmente en aquellos donde se emplea un gran esfuerzo físico y/o intelectual. El arsénico tiene una historia oscura por ser un antiguo veneno utilizado por los asesinatos. La víctima muere en agonía con dolor violento ardor, vómitos, calambres y dolor mental. Por tanto,
es una sustancia que puede, en grandes dosis, causar síntomas indeseables, sin embargo, su potencia homeopática mantiene estos síntomas fuera de su sistema mientras el cuerpo se equilibra y sana. Recuerde que la homeopatía se diferencia de otras terapias en su efectividad y seguridad para todas las edades.

Rhux toxicodendron

Rhus tox tiene su acción principal dentro del sistema circulatorio. Nos encontramos con que se produce un eretismo, con un incremento en la circulación o, en otras palabras, una ebullición de la sangre. Actúa en el órgano central de la circulación, el corazón. Así lo encontramos recomendado en la hipertrofia asociada con lesiones valvulares. Combate los efectos del exceso de esfuerzo, como los que ocurren con frecuencia en atletas y en operarios que manejan las herramientas pesadas.

Flores de Bach

Castaño blanco (Aesculus hippocastanum)
Tranquilidad. Paz en los pensamientos y claridad mental.
Para el exceso de actividad mental o ideas repetitivas u obsesivas. Angustia y desorientación extremas. Cuando la mente está llena de malos presagios y pensamientos y es imposible apartarlos de ella. Dan vueltas mil veces a asuntos de imposible solución, llegando a cansar su mente y espíritu hasta el punto en que padecen insomnio. *(Para más información consulte otros libros de nuestra colección)*

Productos lácteos

Mientras que los productos lácteos contiene significativamente menos triptófano 1 por porción de carnes y pescado, queso, leche y yogur todavía proporcionan un aminoácido esencial completo junto con hueso sano calcio. Una porción de 1 taza de leche de vaca grasa reducida proporciona 100 mg del aminoácido, mientras que 1 taza de yogur de grasa bajo le da 60 mg.

Semillas y frutos secos

Semillas y frutos secos son una manera conveniente para complementar la ingesta de triptófano 1 cuando estás corto de tiempo. Con la dosis más alta del aminoácido por ración, semillas de calabaza proporcionan 110 mg por 1/4 taza. Semillas de girasol, castañas de cajú, almendras y nueces contienen más de 50 mg de triptófano 1 por 1/4 taza.

Las legumbres

Las leguminosas, como los frijoles, arvejas, maní y lentejas, ofrecen una fuente rica de fibra y la proteína de triptófano L. Alubias, frijoles negros y arvejas contienen 180 mg por taza, mientras que 1/4 taza de cacahuetes contiene 90 mg. Además del triptófano, las legumbres también contienen vitaminas del complejo b y hierro, ambas necesarias para el cuerpo transformar el aminoácido en niacina.

La soja y sus cualidades

Puede ser una sorpresa para muchos saber que la leche de soja no es un alimento integral, puesto que implica un largo proceso de refinación. No obstante, es el único grano que aporta proteínas completas. Contiene todos los aminoácidos esenciales que el organismo no puede sintetizar y, por lo tanto, debe recibirlos con los alimentos. Estas proteínas son utilizadas por el cuerpo humano para la formación de tejidos y renovación de sustancias desgastadas. Constituye, además, la fuente más barata de proteínas. Reemplaza a la carne en su valor proteico:1 kg de soja equivale a 2,500 kg de carne, 12 litros de leche, 2 kg de queso o 5 docenas de huevos.
La relación calcio-fósforo de la soja es óptima, necesaria durante toda la vida para el crecimiento, desarrollo óseo y dental. Contiene tiamina, riboflavina y niacina, factores del complejo vitamínico B, esenciales para el desarrollo y mantenimiento de nervios y piel. El grano al germinar desarrolla en sus brotes una cantidad de vitamina C semejante al tomate.

La más beneficiosa variedad de soja que está disponible se encuentra en los productos fermentados como el miso - que contiene las enzimas digestivas tamari y shoyu (tipos de salsa de soja) y tempeh (una alternativa de proteínas de alimentos integrales ricos en soja). Todos los productos de soja fermentada tradicionalmente son muy seguros, puesto que el proceso de fermentación produce sustancias que compensan todos los componentes potencialmente tóxicos. Los productos fermentados son menos pesados para el organismo que la soja refinada, sin embargo, miso, tamari y shoyu son muy salados y se deben comer en cantidades moderadas.

Las personas que deben evitar los productos de soja
Las personas con trastornos de tiroides, problemas digestivos (diarrea, distensión abdominal o del intestino irritable) o señales de humedad (el exceso de mucosidad, tumores, quistes, parásitos, levaduras sensibilidad) definitivamente deben evitar la soja refinada o bien consumirla en pequeñas cantidades y de forma muy ocasional.